dtv

Wer sexuell mißbraucht wurde, redet oft nicht über das Verbrechen, das an seinem Körper und seiner Seele begangen wurde, und leidet ein Leben lang unter der daraus entstehenden Isolation. Sie zu durchbrechen ist das erkärte Anliegen von Heinz-Peter Röhr. Anhand des Märchens «Allerleirauh», das den sexuellen Mißbrauch durch den Vater inszeniert, zeigt er anschaulich und umfassend, was man über Ursachen und Folgen wissen sollte und welche Wege aus der inneren Hoffnungs- und Sprachlosigkeit führen. Dem emotionalen Mißbrauch, der die psychische Verfassung ähnlich stark beschädigt, geht er im zweiten Teil seines Buches nach und stellt anschließend den Zusammenhang her zwischen Mißbrauchserfahrung und Suchtverhalten. Ein einfühlsamer und kompetenter Begleiter für Betroffene und ihre Angehörigen, für Sozialarbeiter, Psychologen, Pädagogen, Seelsorger und Ärzte.

*Heinz-Peter Röhr*, geboren 1949, ist Pädagoge und Therapeut an der Fachklinik Fredeburg für Suchtmittelabhängige. Rege Vortragstätigkeit. Fachpublikationen zu Suchtproblemen und Eßstörungen. Autor zahlreicher Sachbücher, bei dtv: «Narzißmus. Das innere Gefängnis» (dtv 34166), «Weg aus dem Chaos. Die Borderline-Störung verstehen» (dtv 34286) und «Wege aus der Abhängigkeit. Destruktive Beziehungen überwinden» (dtv 34463).

Heinz-Peter Röhr

# Ich traue meiner Wahrnehmung

## Sexueller und emotionaler Mißbrauch

Deutscher Taschenbuch Verlag

Von Heinz-Peter Röhr
sind im Deutschen Taschenbuch Verlag erschienen:
Narzißmus (34166)
Weg aus dem Chaos (34286)
Wege aus der Abhängigkeit (34463)

**Ausführliche Informationen über unsere Autoren und Bücher finden Sie auf unserer Website www.dtv.de**

Ungekürzte Ausgabe
Oktober 2006
4. Auflage März 2010
Deutscher Taschenbuch Verlag GmbH & Co. KG, München

Umschlagkonzept: Balk & Brumshagen
Umschlaggestaltung: Bettina Wengenmeier unter Verwendung eines Fotos von gettyimages/Michael Simpson
Gesamtherstellung: Druckerei C. H. Beck, Nördlingen
Gedruckt auf säurefreiem, chlorfrei gebleichtem Papier
Printed in Germany · ISBN 978-3-423-34347-3

# Inhalt

*Danken möchte ich besonders den Patientinnen und Patienten, die den Mut hatten, in einer Indikationsgruppe für sexuellen Mißbrauch offen über ihre Gefühle und Erfahrungen zu berichten, und bereit waren, persönliche Aufzeichnungen zur Verfügung zu stellen. Mit ihrer Hilfe konnte ich die Dynamik des sexuellen Mißbrauchs tiefer verstehen.*

*Herzlich danken möchte ich auch meiner Frau Anna-Maria für die Überarbeitung des Manuskripts. Ihre Anregungen und ihre konstruktive Kritik trugen wesentlich zum Gelingen bei.*

# Vorwort

Märchen haben einen unschätzbaren Wert – sie sind Antworten der Seele auf die Probleme der Menschen. Mit Hilfe der Bildersprache, die die Sprache des Unbewußten ist, findet eine dramatische Inszenierung statt, die menschliche Probleme beschreibt. Die Helden der Märchen müssen immer viele Prüfungen bestehen, Hindernisse überwinden und mitunter hartes Leid ertragen, bis sie zum Ende hin so etwas wie Erlösung erleben. Aus all dem darf geschlossen werden, daß diese Umwege und Rückschläge mit zu einer Entwicklung zum Guten dazugehören; denn jedes Märchen findet für das geschilderte Problem ein Happy-End, also eine Lösung, die die *Seele* für geeignet hält.

Märchen sind daher keineswegs nur eine Lektüre für Kinder. Sie sind wie Projektionsflächen und führen in eine fremde und doch vertraute Welt. In meiner Arbeit mit Suchtkranken haben sie einen festen Platz. Wenn ein Märchen genau die Problematik einer Patientin oder eines Patienten widerspiegelt, erweist es sich für den psychotherapeutischen Prozeß als besonders wertvoll. Ich empfehle in diesen Fällen Betroffenen, das entsprechende Märchen immer wieder zu lesen. Das Unbewußte wird durch die Lektüre tief berührt und angesprochen, da Märchen wie Träume und Imaginationen ihren Ursprung in der Seele haben und dieselbe bildhafte Sprache sprechen.

Veränderung wird im Alltag nur wirksam, wenn auch unbewußte Prozesse verändert werden, dies ist Ziel jeder Psychotherapie. Seelische Störungen und Krankheiten lassen sich nie mit dem Verstand allein beseitigen, mit den Mitteln der Logik einfach abstellen. Märchen können Wegweiser in scheinbar ausweglosen Situationen sein. Sie fördern konstruktive Prozesse und Neuorientierungen und weisen einen eigenen Weg zur Lösung von Problemen. Diesen Weg gilt es zu entschlüsseln, damit sich die höchst wichtige Frage beantwortet, welche Mittel und Wege das Märchen zur Heilung vorschlägt, mit anderen Worten, welche Lösung die Seele, die Weisheit des Unbewußten, findet.

1. Teil

# Das Allerleirauh-Schicksal: Sexueller Mißbrauch in der Familie

# Allerleirauh

(Brüder Grimm: Kinder- und Hausmärchen, KHM 65)

*Es war einmal ein König, der hatte eine Frau mit goldenen Haaren, und sie war so schön, daß sich ihresgleichen nicht mehr auf Erden fand. Es geschah, daß sie krank lag, und als sie fühlte, daß sie bald sterben würde, rief sie den König und sprach: «wenn du nach meinem Tode dich wieder vermählen willst, so nimm keine, die nicht ebenso schön ist, als ich bin, und die nicht solch goldene Haare hat, wie ich habe; das mußt du mir versprechen.» Nachdem es ihr der König versprochen hatte, tat sie die Augen zu und starb.*

*Der König war lange Zeit nicht zu trösten und dachte nicht daran, eine zweite Frau zu nehmen. Endlich sprachen seine Räte: «es geht nicht anders, der König muß sich wieder vermählen, damit wir wieder eine Königin haben.» Nun wurden Boten weit und breit umhergeschickt, eine Braut zu suchen, die an Schönheit der verstorbenen Königin ganz gleichkäme. Es war aber keine in der ganzen Welt zu finden, und wenn man sie auch gefunden hätte, so war doch keine da, die solche goldenen Haare gehabt hätte. Also kamen die Boten unverrichteter Sache wieder heim.*

*Nun hatte der König eine Tochter, die war gerade so schön wie ihre verstorbene Mutter und hatte auch solch goldene Haare. Als sie herangewachsen war, sah sie der König einmal an und sah, daß sie in allem seiner verstorbenen Gemahlin ähnlich war, und fühlte plötzlich eine heftige Liebe zu ihr. Da sprach er zu seinen Räten: «ich will meine Tochter heiraten; denn sie ist das Ebenbild mei-*

ner verstorbenen Frau, und sonst kann ich doch keine Braut finden, die ihr gleicht.» Als die Räte das hörten, erschraken sie und sprachen: «Gott hat verboten, daß der Vater seine Tochter heiratet, aus der Sünde kann nichts Gutes entspringen, und das Reich wird ins Verderben gezogen.» Die Tochter erschrak noch mehr, als sie den Entschluß ihres Vaters vernahm, hoffte aber, ihn von seinem Vorhaben noch abzubringen. Da sagte sie zu ihm: «eh' ich Euren Wunsch erfülle, muß ich erst drei Kleider haben, eins so golden wie die Sonne, eins so silbern wie der Mond und eins so glänzend wie die Sterne; ferner verlange ich einen Mantel von tausenderlei Pelz und Rauhwerk zusammengesetzt, und ein jedes Tier in Eurem Reich muß ein Stück von seiner Haut dazugeben.» Sie dachte aber: «das anzuschaffen ist ganz unmöglich, und ich bringe damit meinen Vater von seinen bösen Gedanken ab.» Der König ließ aber nicht ab, und die geschicktesten Jungfrauen in seinem Reiche mußten die drei Kleider weben, eins so golden wie die Sonne, eins so silbern wie der Mond und eins so glänzend wie die Sterne; und seine Jäger mußten alle Tiere im ganzen Reiche auffangen und ihnen ein Stück von ihrer Haut abziehen; daraus ward ein Mantel von tausenderlei Rauhwerk gemacht. Endlich, als alles fertig war, ließ der König den Mantel herbeiholen, breitete ihn vor ihr aus und sprach: «morgen soll die Hochzeit sein.»

Als nun die Königstochter sah, daß keine Hoffnung mehr war, ihres Vaters Herz umzuwenden, so faßte sie den Entschluß zu fliehen. In der Nacht, während alles schlief, stand sie auf und nahm von ihren Kostbarkeiten dreierlei, einen goldenen Ring, ein goldenes Spinnrädchen und ein goldenes Haspelchen; die drei Kleider von Sonne, Mond und Sternen tat sie in eine Nußschale, zog den Mantel von *allerlei Rauhwerk an und machte sich Gesicht und Hände mit Ruß schwarz. Dann befahl sie sich Gott und ging fort und ging die ganze Nacht, bis sie in einen großen Wald kam. Und weil sie müde war, setzte sie sich in einen hohlen Baum und schlief ein.*

*Die Sonne ging schon auf, und sie schlief fort und schlief noch immer, als es schon hoher Tag war. Da trug es sich zu, daß der König*[1]*, dem dieser Wald gehörte, darin jagte. Als seine Hunde zu dem Baum kamen, schnupperten sie, liefen rings herum und bellten. Sprach der König zu den Jägern: «seht doch, was dort für ein Wild sich versteckt hat.» Die Jäger folgten dem Befehl, und als sie wiederkamen, sprachen sie: «in dem hohlen Baum liegt ein wunderliches Tier, wie wir noch niemals eins gesehen haben: an seiner Haut ist tausenderlei Pelz; es liegt aber und schläft.» Sprach der König: «seht zu, ob ihr's lebendig fangen könnt, dann bindet's auf den Wagen und nehmt's mit.» Als die Jäger das Mädchen anfaßten, erwachte es voll Schrecken und rief ihnen zu: «ich bin ein armes Kind, von Vater und Mutter verlassen, erbarmt euch mein und nehmt mich mit.» Da sprachen sie: «Allerleirauh, du bist gut für die Küche, komm nur mit, da kannst du die Asche zusammenkehren.» Also setzten sie es auf den Wagen und fuhren heim in das königliche Schloß. Dort wiesen sie ihm ein Ställchen an unter der Treppe, wo kein Tageslicht hinkam, und sagten: «Rauhtierchen, da kannst du wohnen und schlafen.» Dann ward es in die Küche geschickt, da trug es Holz und Wasser, schürte das Feuer, rupfte das Federvieh, belas das Gemüse, kehrte die Asche und tat alle schlechten Arbeiten.*

[1] Hier wird mißverständlicher Weise oft nicht verstanden, daß es sich um einen anderen König handelt, also nicht um den Vater von Allerleirauh.

*Da lebte Allerleirauh lange Zeit recht armselig. Ach, du schöne Königstochter, wie soll's mit dir noch werden! Es geschah aber einmal, daß ein Fest im Schloß gefeiert ward, da sprach sie zum Koch: «darf ich ein wenig hinaufgehen und zusehen? Ich will mich außen vor die Türe stellen.» Antwortete der Koch: «ja, geh nur hin, aber in einer halben Stunde mußt du wieder hier sein und die Asche zusammentragen.» Da nahm sie ihr Öllämpchen, ging in ihr Ställchen, zog den Pelzrock aus und wusch sich den Ruß von dem Gesicht und den Händen ab, so daß ihre volle Schönheit wieder an den Tag kam. Dann machte sie die Nuß auf und holte ihr Kleid hervor, das wie die Sonne glänzte. Und wie das geschehen war, ging sie hinauf zum Fest, und alle traten ihr aus dem Weg; denn niemand kannte sie, und meinten nicht anders, als daß es eine Königstochter wäre. Der König aber kam ihr entgegen, reichte ihr die Hand und tanzte mit ihr und dachte in seinem Herzen: «so schön haben meine Augen noch keine gesehen.» Als der Tanz zu Ende war, verneigte sie sich, und wie der König sich umsah, war sie verschwunden, und niemand wußte, wohin. Die Wächter, die vor dem Schlosse standen, wurden gerufen und ausgefragt, aber niemand hatte sie erblickt.*

*Sie aber war in ihr Ställchen gelaufen, hatte geschwind ihr Kleid ausgezogen, Gesicht und Hände schwarz gemacht und den Pelzmantel umgetan und war wieder Allerleirauh. Als sie nun in die Küche kam und an die Arbeit gehen und die Asche zusammenkehren wollte, sprach der Koch: «laß das gut sein bis morgen und koch mir da die Suppe für den König, ich will auch einmal ein bißchen oben zugucken: aber laß mir kein Haar hineinfallen, sonst kriegst du in Zukunft nichts mehr zu essen.» Da ging der*

*Koch fort, und Allerleirauh kochte die Suppe für den König und kochte eine Brotsuppe, so gut es konnte, und wie sie fertig war, holte es in dem Ställchen seinen goldenen Ring und legte ihn in die Schüssel, in welche die Suppe angerichtet ward. Als der Tanz zu Ende war, ließ sich der König die Suppe bringen und aß sie, und sie schmeckte ihm so gut, daß er meinte, niemals eine bessere Suppe gegessen zu haben. Wie er aber auf den Grund kam, sah er da einen goldenen Ring liegen und konnte nicht begreifen, wie er dahingeraten war. Da befahl er, der Koch sollte vor ihn kommen. Der Koch erschrak, wie er den Befehl hörte, und sprach zu Allerleirauh: «gewiß hast du ein Haar in die Suppe fallen lassen; wenn's wahr ist, so kriegst du Schläge.» Als er vor den König kam, fragte dieser, wer die Suppe gekocht hätte. Antwortete der Koch: «ich habe sie gekocht.» Der König aber sprach: «das ist nicht wahr; denn sie war auf eine andere Art und viel besser gekocht als sonst.» Antwortete er: «ich muß es gestehen, daß ich sie nicht gekocht habe, sondern das Rauhtierchen.» Sprach der König: «geh und laß es heraufkommen.»*

*Als Allerleirauh kam, fragte der König: «wer bist du?» – «Ich bin ein armes Kind, das keinen Vater und Mutter mehr hat.» Fragt er weiter: «wozu bist du in meinem Schloß?» Antwortete es: «ich bin zu nichts gut, als daß mir die Stiefeln um den Kopf geworfen werden.» Fragte er weiter: «wo hast du den Ring her, der in der Suppe war?» Antwortete es: «von dem Ring weiß ich nichts.» Also konnte der König nichts erfahren und mußte es wieder fortschicken.*

*Über eine Zeit war wieder ein Fest, da bat Allerleirauh den Koch wie vorigesmal um Erlaubnis, zusehen zu dürfen. Antwortet er: «ja, aber komm in einer halben Stunde wieder und koch dem König die Brotsuppe, die er so gerne ißt.» Da lief es in sein Ställchen, wusch sich geschwind und nahm aus der Nuß das Kleid, das so silbern war wie der Mond, und tat es an. Da ging sie hinauf und glich einer Königstochter: und der König trat ihr entgegen und freute sich, daß er sie wiedersah, und weil eben der Tanz anhub, so tanzten sie zusammen. Als aber der Tanz zu Ende war, verschwand sie wieder so schnell, daß der König nicht bemerken konnte, wo sie hinging. Sie sprang aber in ihr Ställchen und machte sich wieder zum Rauhtierchen und ging in die Küche, die Brotsuppe zu kochen. Als der Koch oben war, holte es das goldene Spinnrad und tat es in die Schüssel, so daß die Suppe darüber angerichtet wurde. Danach ward sie dem König gebracht, der aß sie, und sie schmeckte ihm so gut wie das vorige Mal, und ließ den Koch kommen, der mußte auch diesmal gestehen, daß Allerleirauh die Suppe gekocht hätte. Allerleirauh kam da wieder vor den König, aber sie antwortete, daß sie nur dazu da wäre, daß ihr die Stiefeln an den Kopf geworfen würden, und daß sie von dem goldenen Spinnrädchen gar nichts wüßte.*

*Als der König zum drittenmal ein Fest anstellte, da ging es nicht anders als die vorigen Male. Der Koch sprach zwar: «du bist eine Hexe, Rauhtierchen, und du tust immer etwas in die Suppe, davon sie so gut wird und dem König besser schmeckt, als ich koche»; doch weil es so bat, so ließ er es auf die bestimmte Zeit hingehen. Nun zog es ein Kleid an, das wie die Sterne glänzte, und trat damit in den Saal. Der König tanzte wieder mit der schönen Jungfrau und meinte, daß sie noch niemals so schön gewesen wäre. Und während er tanzte, steckte er ihr, ohne daß sie es merkte, einen goldenen Ring an den Finger und hatte befohlen, daß der Tanz recht lange währen sollte. Wie er zu Ende war, wollte er sie an den Händen festhalten, aber sie riß sich los und sprang so geschwind unter die Leute, daß sie vor seinen Augen verschwand. Sie lief, was sie konnte, in ihr Ställchen unter der Treppe, weil sie aber zu lange und über eine halbe Stunde geblieben war, so konnte sie das schöne Kleid nicht ausziehen, sondern warf nur den Mantel von Pelz darüber, und in der Eile machte sie sich auch nicht ganz rußig, sondern ein Finger blieb weiß. Allerleirauh lief in die Küche, kochte dem König die Brotsuppe und legte, wie der Koch fort war, den goldenen Haspel hinein. Der König, als er den Haspel auf dem Grund fand, ließ Allerleirauh rufen: da erblickte er den weißen Finger und sah den Ring, den er ihr angesteckt hatte. Da ergriff er sie an der Hand und hielt sie fest, und als sie sich losmachen und fortspringen wollte, tat sich der Pelzmantel ein wenig auf, und das Sternenkleid schimmerte hervor. Der König faßte den Mantel und riß ihn ab. Da kamen die goldenen Haare hervor, und sie stand da in voller Pracht und konnte sich nicht länger verbergen. Und als sie Ruß und Asche aus ihrem Gesicht gewischt hatte, da war sie schöner, als man noch jemand auf Erden gesehen hat. Der König aber sprach: «du bist meine liebe Braut, und wir scheiden nimmermehr voneinander.» Darauf ward die Hochzeit gefeiert, und sie lebten vergnügt bis an ihren Tod.*

# Einleitung

Sexueller Mißbrauch ist ein weltweites Problem. Durch die Medien sind wir über die Kinderprostitution in den Ländern der dritten Welt – eine Folge extremer sozialer Ungerechtigkeit – gut informiert. Hauptsächlich sind die Kinder in diesen Ländern Opfer des Sextourismus, der viele «normale» Europäer nach Asien und Lateinamerika zieht. Da die Dritte-Welt-Länder weit entfernt sind, scheint auch das Problem des sexuellen Mißbrauchs weit entfernt zu sein. Dabei ist sexuelle Ausbeutung in der europäischen Familie so häufig, daß man geneigt ist, die veröffentlichten Zahlen als falsch und völlig übertrieben abzutun. Im Sommer 1996 publizierte das österreichische Frauenministerium eine Studie, wonach jedes *vierte* Mädchen bis sechzehn Jahre während seiner Entwicklung Opfer sexuellen Mißbrauchs wird. Gemäß dieser Studie beginnt der Mißbrauch in mehr als sechzig Prozent der Fälle im Vorschulalter oder während der Grundschulzeit. In vierundneunzig Prozent der Fälle kannten die sexuell ausgebeuteten Kinder ihre Peiniger. Auch wenn diese Zahlen unglaublich hoch erscheinen, muß davon ausgegangen werden, daß sie richtig sind und wohl auch für alle anderen westlichen Industrieländer gelten.

Aufgeschreckt durch die abscheulichen Taten ganzer Kinderschänderbanden sowie diverser Mordfälle hat besonders die Sensationspresse dazu beigetragen, daß die Öffentlichkeit aufgerüttelt und für die Problematik des sexuellen Mißbrauchs und der Kinderprostitution sensibilisiert wurde. Der Ruf nach härteren Strafen wird immer lauter, Forderungen nach einer Behandlung der Täter gehen dabei unter. Eine schwerere Bestrafung löst das Problem aber nicht. Eine Verschärfung des Strafrahmens für diese Delikte würdigt zwar die Schwere dieser

Verbrechen, ist jedoch kein wirksamer Schutz gegen Wiederholung.

Insgesamt führt die durch spektakuläre Fälle ausgelöste Diskussion an der Tatsache vorbei, daß sexueller Mißbrauch an Kindern in vielen Familien zum Tagesgeschehen gehört. Das Problem wird immer noch in völlig unzureichender Weise gesehen, und immer noch unterliegt millionenfacher sexueller Mißbrauch einer kollektiven Verdrängung. Dadurch bleiben die Opfer in den meisten Fällen sich selbst überlassen. Das hierdurch verursachte seelische Leid ist unermeßlich groß. Viele Mädchen (und Jungen) leiden lebenslänglich unter den Folgen.

Wenn auch in erster Linie Mädchen betroffen sind, ist davon auszugehen, daß auch viele Jungen Opfer sexuellen Mißbrauchs werden. Die weitaus größere Zahl Betroffener wird niemals über das Verbrechen reden, welches an ihrem Körper, ihrem Geist und ihrer Seele begangen wurde. Männliche Opfer geben die Mißbrauchserfahrung auf Grund einer noch höheren Schamschwelle noch seltener preis.

Viele suchtartige Störungen (zum Beispiel Arbeits- oder Fernsehsucht) und nicht selten Suchtkrankheiten sind Folge sexueller Ausbeutung. Sexueller Mißbrauch und Sucht weisen viele Parallelen auf. So gehört zur Sucht der *Mißbrauch* des Suchtmittels. Es wird sich auch zeigen, daß der Täter durch den sexuellen Mißbrauch ein Problem zu lösen versucht.

Bei meiner Arbeit mit Suchtkranken wurde das Problem der sexuellen Ausbeutung immer wieder zu einem zentralen Thema in der Therapie. Es ist davon auszugehen, daß die Suchtkrankheit nach einer scheinbar erfolgreichen Behandlung mit großer Wahrscheinlichkeit in Form von Rückfällen wieder ausbrechen wird, wenn dieses Thema nicht oder nur unzureichend bearbeitet wurde. Doch selbst in der Therapiesituation ist die Scham bei manchen Betroffenen so stark, daß sie ihre Mißbrauchserfahrungen nicht preisgeben. Ihnen ist zu wünschen, daß sie eine Therapeutin oder einen Therapeuten suchen und finden, der kompetent und bereit ist, mit ihnen an diesem Problem zu arbeiten.

Sexueller Mißbrauch bedeutet immer einen massiven Eingriff in die Persönlichkeit eines Menschen und führt fast unvermeidlich zu seelischen, körperlichen und manchmal geistigen Störungen. Menschen, die solche kriminellen Handlungen an sich selbst erdulden und erleiden mußten, sind wie gezeichnet in wesentlichen Bereichen ihrer Existenz. Sie haben mit sich selbst und ihrem Dasein große Schwierigkeiten, und immer wieder geraten sie in tragische Beziehungen.

Die Folgen des sexuellen Mißbrauchs sind äußerst unterschiedlich. Die Betroffenen kommen wegen Identitätsproblemen, Sexualproblemen, psychosomatischen Beschwerden, Waschzwängen, Depressionen, selbstverletzendem Verhalten (Schnippeln) sowie wegen Suchtkrankheiten wie Alkohol-, Drogen- und Medikamentenabhängigkeit, gestörtem Eßverhalten, Eß-Brechsucht (Bulimie) oder Magersucht in Therapie. Sie führen zunächst verschiedene, meist vielfältige Beschwerden und Probleme an, selten kommen sie sofort auf die sexuelle Mißbrauchserfahrung zu sprechen. Die Schamschwelle ist hoch, und es liegt nicht selten ein Tabu, ein Familiengeheimnis, über diesem Thema. Der harte Befehl, Stillschweigen zu bewahren, der in der Kindheit oder Jugendzeit große Angst verursachte und der zudem unmittelbar mit einer Tat in Zusammenhang stand, die selbst große Angst erzeugte, hat nachhaltige Wirkung. Er bringt die Betroffenen dazu, auch als Erwachsene zu schweigen.

Wie gehen Mißbrauchsopfer mit einem Erlebnis um, das es eigentlich nicht geben darf? Der sicherlich mit Abstand häufigste Versuch, das Problem zu bewältigen, ist, es einfach zu vergessen. Es wird aus dem Bewußtsein *verdrängt*. Der Verdrängungsprozeß ist nicht selten so perfekt, daß der Mißbrauch nicht mehr erinnert werden kann; das heißt, die Frage, ob ein Mißbrauch stattgefunden hat, wird mit einem aufrichtigen *Nein* beantwortet – die Erinnerung daran ist verschwunden. Doch häufig ist das Trauma auf merkwürdige Weise im Bewußtsein präsent. Viele Opfer fragen sich, ob das Drama tatsächlich stattgefunden hat: Ist es wirklich wahr, daß mein Vater all die abscheulichen Dinge mit mir gemacht hat? Habe ich sie mir nur eingebildet? Sind sie Produkte meiner (kranken) Phantasie? *Kann ich meiner Wahrnehmung trauen?* – Therapie hat immer dafür Sorge zu tragen, daß Menschen sicher werden in ihrer Wahrnehmung.

Trotz der unterschiedlichen Symptome, die die Betroffenen aufweisen, sind auch immer wieder viele Gemeinsamkeiten zu beobachten. Im Grimmschen Märchen «Allerleirauh» spiegelt sich das Drama des Inzests, des sexuellen Mißbrauchs durch den Vater. Alle wesentlichen Symptome, Besonderheiten und Prozesse bilden sich darin ab. Es ist mein Anliegen, anhand dieses Märchens eine möglichst breite Übersicht über das Problem des sexuellen Mißbrauchs zu geben. Kein Betroffener wird daher alle beschriebenen Symptome und Störungen bei sich beobachten, auch die Ausprägung kann stark variieren.

Die Handlung des Märchens beschreibt die Folgen des Inzests zwischen Vater und Tochter in bildhafter Sprache. Da diese Form des sexuellen Mißbrauchs die insgesamt häufigste ist, wird er in der Interpretation in erster Linie berücksichtigt. Stiefvater, andere Verwandte, ältere Geschwister, Nachbarn usw. können durch ihre sexuellen Übergriffe in ähnlicher Weise Schädigungen hervorrufen. Entscheidend scheint zu sein, in welcher gefühlsmäßigen Beziehung ein Mensch zu demjenigen steht, der sich zum Täter macht. Der Vertrauensbruch, der Herzensbruch, den ein Mensch begeht, der vom Kind geliebt wird, sowie der scharfe Befehl absoluten Stillschweigens unter Androhung von schlimmen Strafen scheinen die wesentlichen Ursachen für die verheerenden Folgen der sexuellen Ausbeutung zu sein.

Der Zwang zur Wiederholung – ein psychisches Gesetz – bringt die Menschen dazu, ihr Drama immer wieder neu zu inszenieren, solange es nicht verarbeitet ist. Es ist bedrückend, daß mißbrauchte, ausgebeutete Menschen diesem inneren

Zwang immer wieder ausgeliefert sind. Schon Freud hat darauf hingewiesen, daß sexuell ausgebeutete Kinder den Mißbrauch in ihrem späteren Leben wahrscheinlich noch mehrmals erleben müssen, und daß sie selbst unbewußt dazu beitragen, daß sich die Tragödie wiederholt. Vielfach werden Mißbrauchsopfer selbst Täter – auch dies wird Thema werden.

Märchen halten mit unerschütterlichem Optimismus daran fest, daß es Heilung, Erlösung gibt; denn sie enden immer glücklich. Wir wollen versuchen, mit Hilfe des Märchens «Allerleirauh» die Problematik des sexuellen Mißbrauchs tiefer zu begreifen und herauszufinden, wie Heilung möglich wird. Insbesondere Betroffenen soll das Buch helfen, sich selbst besser zu verstehen.

Das Buch will ein Beitrag zur *Bibliotherapie* sein. Diese Therapieform vermittelt über das Lesen von Texten eine vertiefte Kenntnis von psychischen Störungen. Das kann erleichtern und auch ermutigen, Hilfe zu suchen. Es ist wichtig zu verstehen, daß man nicht der/die einzige mit diesem Schicksal ist, sondern daß viele andere Menschen ebenso leiden. Natürlich will die Bibliotherapie immer auch Wege aus dem Dilemma zeigen; damit kann sie ein Leitfaden für die Therapie sein.

Im zweiten Teil werden weitere Formen des Mißbrauchs an Kindern beschrieben, die mir besonders häufig in der Arbeit mit Suchtkranken begegneten. Die Folgen sind denen des sexuellen Mißbrauchs oft ähnlich, zum Beispiel, wenn Kinder

- offen oder unterschwellig für das Leid ihres Vaters beziehungsweise ihrer Mutter verantwortlich gemacht werden;
- Partnerersatz sein müssen und eine viel zu enge Beziehung zu einem Elternteil entsteht;
- die unerfüllten Träume der Eltern befriedigen sollen;
- körperlich mißhandelt werden.

Schließlich finden Sie die authentische Schilderung eines sexsüchtigen Patienten. Diese wurde wiedergegeben, da hier der Zusammenhang zwischen sexuellem Mißbrauch und Suchtverhalten besonders deutlich wird.

Es mag irritieren, daß ich als männlicher Therapeut zum Thema «Sexueller Mißbrauch» schreibe, wo doch vorwiegend Frauen betroffen sind. Bei meiner Arbeit mit Suchtkranken ist es selbstverständlich geworden, dieses Thema möglichst offensiv anzusprechen, denn wie erwähnt, scheitert die Therapie (nicht selten mehrere), wenn dieser zentrale Problembereich ausgegrenzt wird. Den sexuellen Mißbrauch zu verschweigen ist ein Charakteristikum der Störung. Generell gilt, daß Menschen ihre emotionalen Probleme und Nöte eher preisgeben, wenn sie spüren, daß der Therapeut sie versteht und einem Problem nicht hilflos gegenübersteht; das Geschlecht des Therapeuten spielt dann eine weniger wichtige Rolle. Immer wieder *muß* es während der Therapie vorkommen, daß Frauen mit der Tatsache, daß der Therapeut männlich ist, Probleme haben (beziehungsweise Männer mit Therapeutinnen). Die sensible Bearbeitung dieser Vorbehalte ist wichtig für den Therapieprozeß. Meist muß der Therapeut bereit sein, Kränkungen zu ertragen, Abwertungen, die in Wirklichkeit nicht ihm persönlich gelten, sondern quasi stellvertretend an ihn gerichtet werden.

# Der Tod der Königin mit den goldenen Haaren

Das Märchen beginnt mit einem Drama. Ein König verliert das Liebste, was er hat. Die wunderschöne Königin mit dem goldenen Haar liegt im Sterben. Wenn wir uns in diese Szene hineinfühlen, verstehen wir, daß der König sich gegen das, was hier geschieht, aufbäumen muß. Mit allen Mitteln wird er sich an den geringsten Hoffnungsschimmer klammern und versuchen, sich gegen den drohenden Verlust zu wehren. Aber die brutale Wirklichkeit läßt ihm keine Chance. Er wird verzweifelt sein, denn alles in diesem ersten Bild deutet darauf hin, daß er seine Königin über alles liebte: Die Schönheit der Königin und ihr goldenes Haar stehen – unter anderem – auch für die Tiefe des Gefühls, mit der sie von ihm geliebt wird.

Der König muß der sterbenden Königin das Versprechen geben, nach ihrem Tod eine Frau von gleicher Schönheit zu heiraten. Dieses Versprechen trägt eine merkwürdige Botschaft in sich. Warum will die Königin genau dieses Versprechen erhalten? Ist es Sorge um den Gatten, den sie zurücklassen muß, oder steckt etwas anderes hinter dieser Forderung? – Gerade solche eigentümlichen Widersprüche sind für uns von Interesse, sie dürfen nicht als bloße Lückenfüller angesehen werden. Am Ende unserer Märchendeutung werden wir uns dieser merkwürdigen Forderung der Königin erinnern. Fast immer ist es in Märchen und ähnlichen Texten so, daß im Anfang schon das Ende angelegt ist, das gilt auch für diese Szene zwischen König und Königin.

Nach einer langen Zeit der Trauer und der Suche nach Ersatz für die Königin wird dem König klar, daß einzig die eigene Tochter die gleiche Schönheit besitzt. Nur durch die Heirat mit ihr kann er dem Versprechen nachkommen, das er seiner Frau gab. Die bildhafte Sprache des Märchens erzählt von der Absicht des Königs, seine Tochter zu heiraten; doch aus dem, was bei einer weiteren Betrachtung hervorgeht, wird deutlich, daß dieses Geschehen mit unglaublicher Präzision den Leidensweg eines vom Vater sexuell mißbrauchten Mädchens beschreibt.

Das Märchen hat letztlich recht, wenn es behauptet, daß die Hochzeit erst am nächsten Tag sein soll. Eine Hochzeit ist ein fröhliches Fest und setzt voraus, daß zwei Menschen sich vereinen, die dazu auch in der Lage sind. Der König sucht die Vereinigung mit seiner Tochter und verspricht ihr die Rolle der Partnerin. In den Augen des Königs ist dies kein Problem – wohl aber für seine Tochter. Im weiteren Verlauf beschreibt das Märchen die innere Welt eines mißbrauchten Kindes, das in einem Mantel aus tausenderlei Tierfellen unter der Treppe in einem Verschlag leben muß.

In Märchen geschehen mitunter grausame Dinge, die letztlich jedoch eine positive Wirkung haben. Der Retter, oft ein Königssohn, muß zum Beispiel dem Drachen den Kopf abschlagen, oder es geschehen üble Morde, wobei die Darstellung drastisch, mitunter abschreckend wirkt. Vielfach taucht dann die Frage auf, ob solche Märchen wegen ihrer Brutalität Kindern überhaupt zugemutet werden können. Diese Greueltaten stehen aber symbolisch dafür, daß etwas Negatives, also etwas, was der gesunden Entwicklung im Wege steht, verschwinden muß, die Brutalität erscheint damit in einem anderen Licht.

Umgekehrt kann das wirklich Grausame auch verschwiegen oder verschlüsselt sein wie im Märchen «Allerleirauh», wo nur von Heiratsplänen die Rede ist. In Wirklichkeit – der weitere Ablauf der Handlung weist untrüglich darauf hin – können wir das Geschehen als den vollzogenen sexuellen Mißbrauch eines Vaters an seiner Tochter, einen Inzest also, verstehen. Für die Märchen, die unbewußte Prozesse beschreiben, ist nicht der detailgetreue Ablauf einer Handlung von Bedeutung, sondern die innere, gefühlsmäßige Aufladung, die sich darin ausdrückt, muß stimmen.

In Träumen ist dies mitunter ähnlich. Eine schlimme Begebenheit, ein Unfall, eine tragische Situation, die starke Ängste erzeugte, Verlusterlebnisse usw., die gefühlsmäßig nicht verarbeitet werden konnten, verfolgen den Träumer oft in *verschlüsselten* Inszenierungen, ohne auf das tatsächliche Ereignis einzugehen. Das, was der Träumer spürt, die gefühlsmäßige Aufladung, entspricht genau diesen schockierenden Erlebnissen. Aus solchen Träumen werden häufig Alpträume, die sich wiederholen, bis eine Lösung für das Problem gefunden wird, die das Unbewußte akzeptiert.

## *Das Drama des sexuellen Mißbrauchs*

Wird ein Kind vom eigenen Vater sexuell mißbraucht, erleidet es eine grundlegende Verletzung seiner Persönlichkeit. Die Mißbrauchserfahrung wird das Lebensgefühl dieses Menschen entscheidend beeinflussen und Störungen auf verschiedenen Ebenen hervorrufen.

Beim sexuellen Mißbrauch wird eine entscheidende Grenze, die ein Vater seiner Tochter gegenüber respektieren sollte, nicht beachtet. Um die Folgen dieser Grenzüberschreitung in ihrer ganzen Tragweite zu verstehen, ist es gut, sich zunächst die Bedingungen für eine günstige Entwicklung bewußt zu machen:

Zu einer gesunden Entwicklung gehört, daß ein Kind sich seinem Vater unbefangen nähern kann, daß es keine Angst davor haben muß, Zärtlichkeiten mit ihm auszutauschen. Es benötigt zum gesunden Wachstum und zur Entwicklung eines positiven Daseinsgefühls nicht nur sein Lob und seine Anerkennung, sondern auch Berührungen wie Streicheln, Umarmungen und Liebkosungen. Der unbekümmerte Körperkontakt zwischen Eltern und Kind ist geradezu eine Voraussetzung für die gesunde seelische Entwicklung. Körperkontakt, in den ersten Lebensmonaten besonders mit der Mutter, ist für die Ausbildung der Liebesfähigkeit eines Menschen von nicht zu überschätzender Bedeutung.

Der Körper ist der Ort, wo die Liebe der Eltern erfahren, gespürt und gefühlt wird. Und nur durch unbeschwerten Körperkontakt entwickelt ein Kind eine tiefere Sensibilität für den eigenen Körper.

Lustvoll erlebter Körperkontakt vermittelt dem Kind Zufriedenheit und Sicherheit. Dies ist ein Grundbedürfnis, das befriedigt werden will. Eltern, die auf Grund eigener Probleme Körperkontakt mit ihrem Kind vermeiden, geben ihre eigenen Schwierigkeiten an die nächste Generation weiter. Kinder, die Liebe und Körperkontakt vermissen müssen, beginnen früh, Ersatz zu suchen. Sie entwickeln seelische und körperliche Symptome und versuchen beispielsweise, über die Nahrungsaufnahme Befriedigung zu erreichen. Große Mengen Süßigkeiten sind Seelentröster, die als solche oft nicht erkannt werden. Bereits in der frühen Kindheit entsteht so eine Eßstörung, die zum lebenslänglichen Problem werden kann.

Wieviel Vertrauen ein Kind zu sich selbst hat, ist wesentlich davon abhängig, wieviel Vertrauen es zu den ersten Menschen, denen es an*vertraut* war, also zu Mutter und Vater, haben konnte. Das Vertrauen, das ein Kind zu seinen Eltern entwickelte, ist für seine seelische Stabilität von zentraler Bedeutung, denn daraus wird sich insbesondere sein generelles *Sicherheitsgefühl,* sein «Urvertrauen» entwickeln.

Wird das Sicherheitsgefühl nicht in genügender Weise aufgebaut, bestimmt Angst das Leben – Angst in den verschiedensten Formen und mit den unterschiedlichsten Auswirkungen. Die gefühlsmäßige Vernachlässigung durch eine kalte, unmenschliche Atmosphäre; Überforderung, zum Beispiel mit Leistungen, die ein Kind nicht erbringen kann; Krisen in der Familie; körperliche Gewalt; suchtkranke Eltern usw. führen dazu, daß ein Mensch kein Vertrauensverhältnis zu sich und der Welt entwikkeln kann.

Ein Kind will die Welt entdecken und verstehen. Allmählich erkennt es, daß diese nicht nur gute, sondern auch böse und grausame Seiten hat. Die Eltern bieten ihm einen geschützten

Raum, in dem es – ein verletzliches Wesen – diese Erkenntnisse allmählich zu integrieren und sich zu entwickeln vermag. Es spielt dabei keine entscheidende Rolle, daß der Schutz, den der Vater gewähren kann, in Wirklichkeit sehr begrenzt ist. Vor Krankheit, Schicksalsschlägen, Tod und vielen Gefahren wird er nur sehr unzureichend schützen können. Entscheidend ist, daß das Kind sich beschützt *fühlt* und seine Angst damit beruhigen kann. Der Vater ist neben der Mutter der wichtigste Mensch; er wird verehrt, und mit seiner Überlegenheit identifiziert sich ein Kind gerne. Insbesondere im Alter zwischen zweieinhalb und zehn Jahren wird es den Vater idealisieren, ihm übergroße Fähigkeiten zusprechen, und ein nicht unwesentlicher Teil seines Sicherheitsgefühls wird davon hergeleitet, daß es sich vom Vater getragen und gemocht fühlt.

Mißbraucht ein Vater sein Kind sexuell, so erfolgt ein Vertrauensbruch, der ein inneres Chaos verursacht und die Tochter in extreme Widersprüche stürzt. Indem er sich seinem Kind sexuell nähert, verliert er seine Vaterschaft. Er ist nicht mehr Vater. Plötzlich ist er jemand, der sich schwach, gierig, bedürftig und rücksichtslos zeigt. Er wird zu einem Monster, das etwas Verbotenes tut, Grenzen verletzt, Schmerz, Angst und Panik verursacht. Zudem darf die Tat nicht entdeckt werden. Der Vater weiß sehr wohl, daß ihm dann eine Gefängnisstrafe droht. Daher muß er das Kind in allerschärfster Weise bedrohen, es unter Druck setzen, damit es nichts verrät. Häufig, fast immer, wird dem Opfer sexuellen Mißbrauchs für den Fall, daß es sich irgend jemandem anvertraut, der Tod angedroht. Dies bedeutet, daß der Terror sich verdoppelt.

Ein Mensch, dem ein Ereignis, das ihn überfordert und das er zunächst nicht verarbeiten kann, widerfährt, vermag sich, indem er sich mitteilt und immer wieder darüber spricht, allmählich zu entlasten, das Problem langsam anzunehmen und zu integrieren. Die Fähigkeit, sich mit seinem Leid mitzuteilen, entscheidet nicht unerheblich über seelische Krankheit beziehungsweise Gesundheit. Dabei steckt in dem Wort mit-*teilen* bereits der wesentliche Aspekt. Das Leid mit*teilen* heißt, es mit anderen Menschen teilen, es gemeinsam tragen, sich beim Tragen helfen lassen. Es sei an dieser Stelle angemerkt, daß sich die Therapie gerade um diese Problematik wird kümmern müssen.

Die jahrelange Sprachlosigkeit, die das Redeverbot bei sexuell Mißbrauchten erzeugt, hat an sich schon nachhaltige Auswirkungen. Nicht selten dehnt sie sich auf alle Lebensbereiche aus, so daß Betroffene das Vertrauen in die Menschen verlieren und überhaupt aufhören, jemandem ihre Sorgen und Nöte anzuvertrauen. Kinder und Heranwachsende verlieren damit die Möglichkeit konstruktiver Problembewältigungsstrategien. Sie bleiben auch mit allen anderen alltäglichen Schwierigkeiten allein. Oft werden Drogen, Alkohol oder Medikamente zur Konfliktbewältigung eingesetzt, daher sind Suchtkrankheiten eine häufige Folge von sexuellem Mißbrauch. Weitere Auswirkungen dieser Sprachlosigkeit sind Depressionen, aber auch andere seelische und psychosomatische Krankheiten.

Sexueller Mißbrauch erschüttert das Vertrauen eines Kindes in die Welt bis in die Wurzeln seiner Existenz. Es ist dem übermächtigen Täter hilflos ausgeliefert, jeder Widerstand ist letztlich unmöglich. Nicht selten ist sexueller Mißbrauch mit roher Gewaltanwendung verbunden, wodurch sich das Gefühl absoluter Ohnmacht verstärkt. In anderen Fällen wird das Kind mit «Liebe» überhäuft. Was geschieht innerlich in einer solchen Situation? Wie wird ein Mensch mit dieser tiefen Verletzung leben, überleben können?

Das Märchen entwirft in seiner Bildersprache genau die inneren Zustände, die typischerweise eintreten müssen. Allerleirauh wünscht sich drei Kleider, eines so golden wie die Sonne, eines so silbern wie der Mond und ein weiteres, so strahlend wie die Sterne. Die wunderschönen Kleider sind ein Bild für die erwachsene Frau und Ausdruck ihrer gesamten Persönlichkeit: Die Sonne steht für das Bewußtsein, der Mond für das Unbewußte, und die Sterne stehen für alle Merkmale der Persönlichkeit, die zusammen ein individuelles Ganzes bilden. Es wird sich zeigen, daß die drei Kleider auch ein Hinweis darauf sind, daß die allertiefste Schicht der Persönlichkeit nicht zerstört werden konnte.

Im Märchen wünscht sich die Prinzessin diese drei Kleider, sie glaubt aber nicht, daß deren Herstellung möglich ist. Der König setzt jedoch alles in seiner Macht Stehende daran, damit die Kleider angefertigt werden. Der innere Widerspruch wird in der Bildersprache des Märchens deutlich: Einerseits möchte das Mädchen dem Vater seinen Wunsch – seine Frau, eine erwachsene Frau zu sein – trotz großen inneren Widerstands erfüllen, es ist jedoch zu einem wirklichen Ausfüllen der Rolle nicht in der Lage – die Herstellung der Kleider scheint ihr nicht möglich. (Die Ambivalenz sollte durch das Märchen aufgezeigt werden.) Es ist zu erkennen, daß die Prinzessin den Vater liebt und ihn nicht verlieren will, doch kann ein Kind keine erwachsene Frau und die Tochter kann ihrem Vater keine Ehefrau sein. Abgesehen vom Vertrauensbruch: Ein Kind verfügt nicht über eine erwachsene Sexualität, es hat nicht die Reife einer Frau und kann dem Vater allein schon aus diesem Grund die Ehefrau nicht ersetzen. Die Überforderung führt Allerleirauh, wie sich zeigen wird, in tiefe Verzweiflung und in eine Problematik, die sich nur schwer auflösen lassen wird.

Die extreme Zwiespältigkeit, in die ein Kind geraten muß, dessen *Vater* sich ihm sexuell nähert, macht bereits einen Teil der dramatischen Folgen des sexuellen Mißbrauchs aus. Die meisten Fachleute sind der Meinung, daß sexueller Mißbrauch durch Täter außerhalb der Familie in der Regel wesentlich weniger gravierende Folgen hat.

Der Vater, der Sexualität von der Tochter fordert oder erzwingt, muß ihr oft als Gegenleistung etwas bieten. Die schönen Kleider symbolisieren auch dies. Wie wir erkennen konnten, stehen sie für die erwachsene Frau. Mitunter wird die Tochter zur Geliebten und erlebt dies eventuell als eine starke Aufwertung. Der Vater verehrt sie, er betet sie an, und seine Zuneigungsbezeugungen sind beeindruckend. Mit wirklicher Zuneigung hat dieses Gefühl aber nichts gemeinsam. Der Vater mißbraucht zur Befriedigung seiner Gier das Gefühl der Liebe, um an sein Ziel zu kommen. Er liebt nur sich selbst in hoffnungslos übersteigerter Selbstgerechtigkeit. Die Tochter ist allein zu seiner Freude da und für die Befriedigung seiner Bedürfnisse zuständig. Sein Interesse an ihrer Person bezieht sich nur auf diesen Aspekt. Er macht ihr Komplimente, schmeichelt ihr und läßt das Gefühl besonders stark werden, daß sie seine «uneingeschränkte Liebe» erfahre. Natürlich genießt die Tochter schon als kleines Mädchen diese Form der Verehrung, und sie läßt sich gern verführen, denn was kann einem Menschen schon Schöneres widerfahren, als von einem Elternteil über alle Maßen geliebt und angenommen zu werden – wenn da nicht auch die andere Seite des Vaters wäre.

*Frau K. spricht von ihrem Vater als «mein liebes Papilein». Dies tat sie noch, als sie in der Therapie längst den sexuellen Mißbrauch durch ihn offenbart hatte. Als fünfunddreißigjährige Frau wirkte sie merkwürdig kindlich und wie das kleine Prinzeßchen des Vaters. Nur mühsam gelang es ihr, die Idealisierung aufzugeben. So war es für sie mit großer Angst verbunden, das wahre Bild des Vaters anzusehen, seinen grenzenlosen Egoismus, die Alkoholexzesse und besonders, daß er sich in wirklichen Notsituationen nicht um sie kümmerte. Die Patientin war sein «liebes Püppilein», das nur dazu da war, ihm Freude zu bereiten und seine Gier zu befriedigen. Er schaffte zwischen sich und seiner Tochter eine Atmosphäre seliger Problemlosigkeit und ließ bei ihr das Gefühl entstehen, über alles geliebt zu sein. Als sie suchtkrank wurde, wollte er dies nicht wahrhaben.*

Der Blick für die Realität wird auf merkwürdige Weise verstellt. Frau K. lebt in einem inneren Zwiespalt, da sie einerseits die Zuneigung und Zärtlichkeit des Vaters nicht verlieren möchte, andererseits jedoch die Augen vor seinem grenzenlosen Egoismus nicht vollkommen verschließen kann. Die schönen Kleider sind allein nicht zu haben, denn auch das vierte Kleid, das Kleid aus tausenderlei Tierhäuten und -fellen, gehört mit zu der Ausstattung.

In einer solch zwiespältigen Situation gerät ein Mensch in tiefe Unsicherheit bezüglich der Einschätzung der Realität, er vertraut seiner Wahrnehmung nicht mehr. Ist das Liebe, was der Vater ihr zukommen läßt, oder nicht? So wird es große Mühe kosten, den Blick für die unverstellte Wahrheit zu öffnen. Das Vertrauen in die eigene Wahrnehmung wiederzugewinnen ist ein zentrales Anliegen der Therapie – daher der Titel dieses Buches «Ich traue meiner Wahrnehmung». Erst am Ende des Märchens wird das sichere Gefühl, eine neue Wirklichkeit gewonnen zu haben, siegen. Bis dahin ist jedoch ein weiter Weg, und das Ziel ist nur erreichbar, wenn der oder die Betroffene diesen Prozeß nicht nur gedanklich nachvollzieht, sondern sich durch tatsächliches Handeln unabhängiger macht.

## *Im Anfang liegt das Ende*

Die schönen Kleider spielen eine ausschlaggebende Rolle, wenn sich gegen Ende des Märchens Erlösung, Heilung einstellt. Zunächst jedoch finden die Kleider Platz in einer Nußschale, ein präzises Bild dafür, daß hier etwas versteckt, eingepanzert und für lange Zeit nicht brauchbar ist. Auch die drei Gegenstände aus Gold, der Ring, das Spinnrad und das Haspelchen, werden eine hilfreiche Rolle spielen, ihre Bedeutung darf nicht unterschätzt werden. Doch erst am Ende des Weges können sie ihre Wirksamkeit entfalten.

Nehmen wir das Märchen ernst, so ist sehr früh schon alles vorhanden, was später zur Lösung des Problems erforderlich ist. Das mag zunächst überraschen, aber mit Sicherheit ist dies eine Aussage, die von Bedeutung ist. Menschen, die sich in schwierigen Lebenssituationen befinden, dies ist meine Erfahrung als Therapeut, können sich zunächst nicht vorstellen, daß sie im

Prinzip über alle wesentlichen *Fähigkeiten* verfügen, die notwendig sind, um das Problem zu lösen. – Allerdings zeigt das Märchen auch, daß es ein mühevoller Weg ist, den die Prinzessin zurücklegen muß, um zur Erlösung, zur Heilung, zu gelangen.

Zweifellos ist es hilfreich, eine optimistische Sicht einzunehmen und uns hier der Weisheit des Märchens zu bedienen, das behauptet: Alles Notwendige ist vorhanden. Davon auszugehen und zunächst nur zu *glauben*, wird einer zuversichtlichen Haltung Raum geben. Dieses Vertrauen kann schon der Anlaß sein, eine Lösung aus scheinbar ausweglosen Situationen zu suchen.

Der resignierte Mensch, der nicht an die Verbesserung seiner Situation glaubt, verharrt mitunter jahrelang in Leid und Elend. Es heißt, daß der Glaube Berge versetzen kann; dies gilt in positive wie in negative Richtung. So ist der Glaube an das Positive, an Heilung, die wichtigste Voraussetzung, nur so kann Heilung zur Realität werden. Dies gilt auch bei schweren körperlichen Erkrankungen, zum Beispiel bei Krebspatienten. Eine Studie hat nachgewiesen, dass diejenigen die besten Überlebenschancen hatten, die felsenfest an ihre Genesung glaubten und mit allen Mitteln dafür kämpften. Diejenigen, die sich in ihr Schicksal ergaben und resignierten, erlagen ihrer Krankheit am ehesten.

Wenn die schönen Kleider auch noch in einer Nußschale fest verschlossen ruhen, so sind sie trotzdem vorhanden!

Die Prinzessin trägt zunächst jedoch das vierte Kleid, und dieses wird wie eine zweite Haut für sie sein. Es wird vorübergehend das einzige Kleid sein, welches sie tragen kann. Es ist das Kleid, in dem sie auf die Flucht geht vor dem Vater, der ihr nachstellt.

Folgen wir aber zunächst den einzelnen Bildern des Märchens und versuchen, die seelischen Entsprechungen herauszuarbeiten.

# Die Flucht in den hohlen Baum

Allerleirauh, die Prinzessin, flüchtet in den Wald, in einen hohlen Baumstumpf. Diese äußere Flucht ist wie immer im Märchen symbolisch zu verstehen. Die Frage ist also: Wohin flüchtet ein Kind, dem solch ein Mißbrauch an seinem Körper, an seiner Seele und an seinem Geist zugemutet wurde?

Der Wald gilt allgemein als Archetyp der Großen Mutter, er ist damit ein Bild für das Mütterliche und die Mutter im umfassenden Sinn. Jeder Mensch trägt das Bild der Mutter tief in sich. Das Kind ist als extrem hilflos geborenes Wesen angewiesen auf die Mutter, aus deren Körper es geboren wurde, und es ist ihr Körper, der es in der ersten Lebensphase ernährt, schützt und wärmt. Sie ist das Urbild der Zuflucht. In der christlichen Religion wird besonders Maria, die Mutter Jesu, als Hilfe- und Trostspenderin angerufen. Die Zuflucht zur Mutter ist demnach eine natürliche Reaktion. Denken wir an das Kind, das sich verletzt hat oder sich in Gefahr glaubt. So schnell wie es geht, wird es Zuflucht bei ihr suchen.

Allerleirauhs Mutter ist tot, sie kann somit keinen Schutz mehr bieten. Bei den meisten Menschen, die sexuellen Mißbrauch an sich selbst erleben mußten, ist zu beobachten: Sie bleiben mit ihrem Trauma, mit ihrer Verletzung alleine. Es scheint eine Sperre zu existieren, die ein mißbrauchtes Kind daran hindert, sich einer Person anzuvertrauen. Dieses *Alleinbleiben* verschärft die Auswirkungen des sexuellen Mißbrauchs enorm. Später im Märchen wird Allerleirauh sagen, daß es ein armes Kind sei, das Vater *und* Mutter verloren habe; denn neben dem Wald findet sich ein zweites Symbol – der hohle Baum –, das mütterliche Bedeutung hat. Wir werden noch sehen, daß meist auch die Mutter versagt und psychisch für ihr

Kind in dieser schwierigen Situation nicht zur Verfügung steht. Die Baumhöhle, in der die Prinzessin die Nacht verbringt, können wir als Bild für die Gebärmutter verstehen, für den Uterus, in dem das Kind alles hatte, was es brauchte: Geborgenheit, Nahrung und Schutz. Betrachten wir die Szene einmal unter diesen Aspekten: Da flüchtet das Mädchen bei Nacht und Nebel in einen Wald und schließlich in einen hohlen Baum. Die Flucht vor dem bedrohlichen Vater hat das Ziel, wieder in die Geborgenheit der mütterlichen Fürsorge zu gelangen. Da die Mutter diese Fürsorge nicht zu geben vermag, wird die Lebensphase gesucht, die noch völlig konflikt- und problemfrei war. – Wird die bildliche Darstellung des Märchens mit den seelischen Realitäten verglichen, muß man von der präzisen Wiedergabe überrascht sein.

Die psychologische Forschung beschreibt verschiedene Entwicklungsphasen, die ein Mensch auf seinem Weg zum Erwachsenwerden durchlaufen muß. Kommt es zu Krisen in der Entwicklung, ist es eine normale Reaktion des Menschen, daß er in eine Entwicklungsphase zurückfällt, die er eigentlich schon bewältigt und damit überwunden hat. Ein Kind fängt zum Beispiel an, wieder einzunässen, wenn die Eltern sich trennen, obwohl es vorher schon viele Jahre sauber war.

Bei Allerleirauh kommt es zu einer solchen Zurückentwicklung, zur *Regression*. Diese ist der Schwere der Verletzung entsprechend von einem radikalen Ausmaß, das Märchen zeigt dies deutlich in dem Symbol des hohlen Baumes. Die Flucht vor der schrecklichen Realität führt zurück in das früheste Stadium der menschlichen Entwicklung, in den Uterus, den Mutterleib, wo sich ein Mensch noch völlig konfliktfrei, sicher und geborgen fühlte. Wir alle haben in unserem Unbewußten diesen Zustand der völligen Versorgung und Problemfreiheit gespeichert. In einer Situation der überwältigenden Gefährdung, verbunden mit Schmerz, Panik und Todesangst, findet ein radikaler Rückzug statt, zurück in diese Welt, in der man noch völlig versorgt wurde, wo alles danach geordnet und eingerichtet war, daß man selbst nichts zu tun brauchte: eine heile Welt also! Jetzt soll sie ein Schutz sein vor brutaler Mißhandlung, maßloser Überforderung. Um überhaupt weiterleben zu können, wie das Märchen es in seiner Sprache ausdrückt, ist diese Flucht *not-wendig,* im wahrsten Sinne des Wortes, um die Not zu wenden. Wie hier deutlich wird, handelt es sich nicht um eine äußere Flucht (natürlich gibt es keinen Weg zurück in die Gebärmutter), sondern um eine innere, mit verheerenden Folgen für die Persönlichkeit.

Erinnern wir uns an den Satz: *Die Sonne ging auf, und sie schlief fort und schlief noch immer, als es schon hoher Tag war.* Diese Zeitangabe ist bildlich zu deuten. Die vierundzwanzig Stunden des Tages können als Bild für den Lebenslauf gesehen werden: Die Dämmerung steht für die Kindheit, der Morgen für die Jugendzeit, und der hohe Tag ist demnach ein Bild für das Erwachsenenalter. Die Aussage des Märchens, daß Allerleirauh bis in den hohen Tag hinein schlief, kann symbolisch so verstanden werden, daß ein sexuell mißbrauchtes Kind, das sich in die (Schein-)Welt der frühkindlichen Geborgenheit geflüchtet hat und dort verharrt, die Entwicklung zum Erwachsenen «verschläft», verpaßt, weil es die reale Welt fürchtet. Dies ist eine Erklärung für die Beobachtung, daß Menschen mit Mißbrauchserfahrung auf merkwürdige Weise zurückgeblieben sind. Tatsächlich fühlen sich Erwachsene, die sexuellen Mißbrauch erleben mußten, innerlich wie ein Kind. Reife, partnerschaftliche Sexualität konnte nicht entwickelt werden. Sexueller Mißbrauch führt zu einer *Entwicklungshemmung,* die im folgenden noch deutlicher werden wird.

Sexuell mißbrauchte Menschen sind oft nicht in der Lage, für sich selbst zu sorgen, da es ihnen nicht gelungen ist, all die Fähigkeiten zu entwickeln, um unabhängig zu leben. Sie sind in ihrer Haltung so passiv, als befänden sie sich in einer Welt, in der sie von anderen versorgt werden. Andere müssen ihnen Entscheidungen abnehmen, für sie denken und handeln. Es fällt ihnen schwer, Aufgaben und Projekte, die sie angefangen haben, zu Ende zu führen. Nie sind sie sicher, daß das, was sie gerade tun, auch das ist, was sie selbst wollen. Immer fühlen sie sich wie ferngesteuert, angewiesen auf die Hilfe anderer, denn sie wissen nicht, wohin sie ihr Leben lenken sollen. Diese Orientierungslosigkeit ist fast unerträglich, und so suchen sie Menschen, von denen sie Aufträge oder Befehle erhalten. Manchmal fragen sie sich: «Wer bin ich eigentlich?» – Ein Kind im Mutterleib weiß dies natürlich noch nicht.

Aus alldem ist zu schließen, daß die Zurückentwicklung dazu führte, daß es der Prinzessin nicht gelingen konnte, eine unbeschwerte, selbstsichere und selbstverantwortliche Persönlichkeit zu werden. Diese Entwicklungshemmung, die Betroffene zwingt, sich abhängig zu machen, hat natürlich verheerende Folgen auf ihre Beziehungen, die wir weiter unten noch ausführlich besprechen werden. Zunächst weist das hier Beschriebene auf innere Schwierigkeiten mit dramatischen Folgen hin. Immer ist der Körper Spiegel der Seele, und die Entwicklungshemmung drückt sich auch im Erscheinungsbild aus: Es ist nicht selten zu beobachten, daß Menschen, die in ihrer Kindheit sexuellen Mißbrauch erleben mußten, auf merkwürdige Weise kindliche Züge aufweisen, sei es, daß sie kleinwüchsig sind, mit zarten Gliedmaßen, oder auch, daß die Gesichtszüge kindlich bleiben und nicht altern und reifen wollen.

Menschen, die sexuellen Mißbrauch erleben mußten, fühlen sich nicht selten wie Herr F., der als kleiner Junge mehrfach von Männern sexuell mißbraucht wurde. In seiner Lebensgeschichte ist die «Flucht in den hohlen Baum» deutlich zu erkennen:

*Als Herr F. vier Jahre alt war, gaben ihn seine Eltern, die beide als Gastarbeiter in Deutschland arbeiteten, zu seinen Großeltern nach Spanien. Anlaß dafür war die Geburt des sechsten Kindes, die insgesamt überforderte Mutter sollte auf diese Weise entlastet werden. Den Abschied von Eltern und Geschwistern erlebte Herr F. als sehr schmerzhaften Einschnitt in sein Leben.*

*Er fühlte sich verlassen, litt unter Heimweh und konnte sich nur schwer an die neue Umgebung gewöhnen. Seine anklagende Frage: «Wie konnten meine Eltern mich einfach wegschicken?» ist zumindest Mitursache für den Beginn einer depressiven und pessimistischen Sicht der Welt!*

*Das Gefühl der Verlassenheit, der Angst und Einsamkeit, dies läßt sich leicht nachvollziehen, blieb bei Herrn F. als bestimmendes und prägendes Grundgefühl immer gegenwärtig. So war er ein trauriges Kind, das zwar von den Großeltern versorgt wurde, jedoch wie im Märchen seine Mutter verloren hatte. Ihm fehlte der Halt, der Schutz, den ein so kleines Kind dringend benötigt. Von «Tätern» wird diese Schutzlosigkeit intuitiv erfaßt und ausgenutzt. Daher ist es fast typisch, daß Herr F. von mehreren Männern sexuell mißbraucht wurde. Er empfand starke Ekelgefühle, fühlte sich aus Scham jedoch unfähig, sich jemandem anzuvertrauen, noch konnte er sich gegen die übermächtigen Erwachsenen wehren. Er fühlte sich schuldig und schmutzig und trat die Flucht nach «innen» an. Schon als Kind suchte er heimlich Trost im Alkohol, den er dem Großvater stahl.*

*In der Entwöhnungstherapie, die er nach mehreren lebensgefährlichen Trinkexzessen im Alter von dreißig Jahren antrat, war Herr F. auffällig passiv, resigniert und abgestumpft. Immer wieder wollte er die Behandlung abbrechen. Zunächst hielt ihn nur die Gewißheit, daß er sofort wieder rückfällig würde und ein noch extremerer Leidensweg bevorstünde, davon ab. Eine wirkliche Motivation, sich aktiv am Therapieprozeß zu beteiligen, war zunächst nicht zu erkennen. Ihm fehlte völlig der Glaube, daß es mit ihm besser werden könnte.*

*Als Herr F. mir gegenübersaß, entstand in mir das Bild von einem Menschen, der sich völlig in sich zurückgezogen hat, der den Anforderungen mechanisch nachkommt und dieses Bedürfnis des «Versorgt-werden-Wollens» ausstrahlt. Er träumte von einer besseren Welt, die jedoch nur seine Traumwelt war und mit der Realität nichts zu tun hatte. Die Phantasie, daß die Lö-*

*sung nur von außen kommen könne und er zu einer Besserung seiner Situation nicht in der Lage sei, war deutlich zu erkennen. Er beklagte vielfältige Beschwerden körperlicher Art, unrealistische Ängste vor unheilbaren Krankheiten. Vor allem war deutlich, daß er immer wieder mit dem Gedanken spielte, sich umzubringen, wobei ihm gleichzeitig bewußt war, daß er sich vor einer endgültigen Handlung wie einem Suizid viel zu sehr fürchtete.*

Das Märchen schildert, daß Allerleirauh nach einer extremen Strapaze einschläft. *Einschlafen* ist – nimmt man auch dieses Bild ernst – wiederum etwas, was vielfach zu den Folgen des sexuellen Mißbrauchs dazugehört. Nicht selten geschieht, daß solch ein Vorfall vergessen, *verdrängt* wird. Die *Verdrängung* ist ein sogenannter Abwehrmechanismus, der immer dann eingesetzt wird, wenn ein Erlebnis, ein Reiz, ein Schock oder ähnliches so extrem war, daß er gefühlsmäßig nicht verarbeitet werden konnte.

Viele Inzestopfer wollen mit dem Drama, welches sich in ihrer Kindheit zugetragen hat, nichts mehr zu tun haben. Die typischen Symptome entwickeln diese Menschen trotzdem. Obwohl die eindeutigen psychosomatischen Beschwerden, Partnerprobleme, Suchtkrankheiten usw. als Hinweis auf sexuelle Mißbrauchserfahrung überdeutlich sind, wird sie vehement geleugnet, die Mißbrauchserfahrung wurde *verdrängt*.

Andere Betroffene können sich an die Mißbrauchserfahrung erinnern, leugnen aber deren Bedeutung und Tragweite. Sie haben die schmerzhaften Gefühle verdrängt und können sich somit den Zusammenhang zwischen den immer noch vorhandenen Symptomen und dem erlebten Trauma nicht vorstellen.

*Während des holotrophen Atmens schrie Frau B. plötzlich vor Schmerz und hielt ihren Unterbauch. Es war deutlich, daß sie durch den Atemprozeß mit verdrängten Gefühlen in Kontakt kam. Während der Nachbesprechung berichtete sie, daß sie die*

*Vergewaltigung durch den Stiefvater in allen Details wiedererlebt habe. Die Vergewaltigung hatte Frau B. zuvor bereits im Gruppengespräch erwähnt, allerdings mit dem Hinweis, daß sie dies längst verarbeitet habe. Erst nach der Atemtherapie wurde ihr bewußt, daß sie unbewußt immer noch unter den Folgen dieses Dramas litt. Die extreme Einsamkeit und Verlassenheit ihrer Kindheit brachen förmlich aus ihr heraus.*

Damit die Erinnerungen oder die verdrängten Gefühle an die grausamen Erfahrungen nicht durchbrechen, muß viel Energie aufgebracht werden, Lebensenergie, die für andere Tätigkeiten nicht zur Verfügung steht.

## *Das Abspalten von Gefühlen*

Wie leicht zu erkennen ist, gehören der hohle Baum und das Einschlafen in denselben Zusammenhang. Die Flucht vor der Realität in einer Situation, die unerträglich ist und verbunden mit Todesangst, führt dazu, daß der Tatort des grausigen Geschehens innerlich verlassen wird. Menschen wie Allerleirauh haben gelernt, sich von ihrem Körper in einer Weise zu distanzieren, als gehöre er nicht mehr zu ihnen. Betroffene berichten immer wieder, daß sie schließlich überhaupt nichts mehr gespürt hätten.

Die bisher beschriebenen Mechanismen sind bei vielen Betroffenen wiederzuerkennen. Im wesentlichen reichen sie aber noch nicht aus, um die dramatischen Dimensionen sexuellen Mißbrauchs zu erkennen. In ihrem Roman *Im Haus mit der blinden Glasveranda* schildert die norwegische Schriftstellerin Herbjørg Wassmo folgende Szene, die weiteren Aufschluß ermöglicht:

*«Eines Abends knarrte die Tür so plötzlich, daß sie keine Zeit mehr hatte, ihren Körper zu verlassen und die Gedanken frei*

*aus dem Fenster davonlaufen zu lassen. Tora war gezwungen, alles wahrzunehmen, was mit ihr geschah. Da fing sie an zu jammern und zu wimmern und sich zu krümmen. Vermochte nicht still zu liegen, damit es auch an diesem Abend schnell zu einem Ende kam. Es war ihr völlig unmöglich, sich zu beherrschen. Das verwirrte ihn, das erregte seinen Haß. Der war sehr nützlich, um das Verlangen zu wecken, um Kraft und Macht zu gebrauchen. Weich, weich war der Widerstand. Er flehte um Gnade und gab nach. Dann riß es. Tora fühlte es außerhalb ihrer selbst, wußte nicht, wo es anfing oder endete, es hing nicht mit ihrem eigenen Ich zusammen. Trotzdem schmerzte es sehr. Der Atem und das Blut! Das Blut kam, ohne daß es an der Zeit war. Es gab ein Muster über das ganze Laken, weil sie es nicht schaffte, ruhig unter ihm liegen zu bleiben. Sie begriff, daß dies die scheußliche Wirklichkeit war, von der in keinem Buch etwas stand, das sie gelesen hatte. Lieber Gott, wenn er doch jetzt ginge! Sie bekam die Hände frei und schlug! Er ging. Die Erleichterung war so groß, daß sie keine Luft mehr bekam. Blieb in gekrümmter Haltung liegen und rang nach Luft, bis sie endlich wieder atmen konnte. Sie hing über dem Fußende des Bettes und war in zwei Teile geteilt. Unterhalb der Mitte war sie eine andere.» (S. 152f.)*

Die Schilderung könnte in ähnlicher Form von vielen Betroffenen stammen. Besonders der Beginn, wo es darum geht, daß Tora keine Zeit mehr hat, den Körper zu verlassen, ist für ein vertieftes Verständnis von sexuellem Mißbrauch von Bedeutung. Das Kind setzt in einer Situation, in der es hoffnungslos überfordert ist, den Abwehrmechanismus *Verleugnung* ein.

Abwehrmechanismen sind in einem gewissen Umfang notwendig, da sie dem Ich helfen, sich vor Reizüberflutung zu schützen. Sie führen jedoch immer zu einem Verlust von Realität. Im Falle des sexuellen Mißbrauchs soll die Verleugnung davor schützen, das Ausmaß der tiefen Verletzung zu fühlen und wahrzunehmen. Die Unterdrückung der Wahrheit wird zur

Überlebensstrategie. Es kommt zu einer Verzerrung der Wirklichkeit, denn die qualvolle Wahrheit ist blockiert, sie wird nicht mehr gefühlt.

*Dissoziation* ist der Fachbegriff für eine bestimmte Überlebensstrategie: Wenn es kein Entkommen mehr gibt, wenn Körper, Geist und Seele überwältigt sind von Angst, Panik und Schmerz, geht der menschliche Organismus in einen Schockzustand, er «*trennt* sich von der Welt». Wie die Maus vor der Schlange plötzlich starr wird und nicht mehr in der Lage ist, sich zu bewegen, stellt er sich tot. Dieser Schockzustand dauert an, auch wenn die traumatische Situation vorüber ist.[1] Kinder, die sexuell mißbraucht werden, spalten daher die Realität einfach ab. Sie gehen mit ihrer Phantasie auf Reisen und verlassen förmlich ihren Körper, die Empfindungen sind wie abgeschnitten. Der Psychoanalytiker Ferenczi, der diesen Mechanismus zuerst beschrieben hat, spricht von einer «traumatischen Trance». Damit ist gemeint, daß die seelische Verletzung, die Panik, die Angst so stark ist, daß das Opfer sich in eine Scheinwelt flüchten *muß*.

Eine Patientin berichtet:
*Wenn mein Vater wieder etwas von mir wollte, habe ich mich einfach in meinem Kopf versteckt. Ich habe nichts mehr gespürt, nur noch an ein Gedicht gedacht, die Verse aufgesagt.*

Eine andere Patientin beschreibt ihre Erfahrung so:
*Mir war es völlig gleichgültig, in der Zeit war ich immer weit weg, habe an irgend etwas gedacht...*

[1] Dissoziation bedeutet übersetzt «Trennung» oder «Abspaltung». In Anlehnung an Kernberg und Rohde-Dachser gilt die Spaltung als früher und erster Abwehrmechanismus (Borderline-Niveau). Der Abwehrmechanismus der Verdrängung entwickelt sich später und gilt als reiferer Mechanismus. Ich denke, daß sexuell mißbrauchte Menschen deshalb auch oft Ähnlichkeiten mit Borderline-Patienten haben.

Entscheidend ist, daß nicht nur der psychische Schmerz, Panik und Angst abgespalten werden, sondern auch der körperliche Schmerz sowie Ekelgefühle. Menschen erreichen dies, indem sie sich mit ihrem Geist förmlich über Körper und Seele erheben. Der Körper, mit dem all das Grauenhafte geschieht, wird völlig unwichtig oder er wird abgewertet, verachtet, jedenfalls verlassen.

Wenn das Ereignis längst vorbei ist, bleiben die Folgen erhalten. Menschen erleben sich wie gebrandmarkt. Die Schmach ist wie eingefleischt in den Körper. Sie läßt sich nicht abwischen oder rückgängig machen. Damit leben zu müssen ist mehr als eine schwere Bürde. Das Leben wird zur Qual, und aus der Qual wird noch mehr Leid, weil alle Versuche, es endlich abzustellen, aussichtslos erscheinen.

Die Folgen der Dissoziation sind schwerwiegend. Stimmungen und Gefühle trennen sich von dem erlebten Trauma und beginnen ein Eigenleben. Jemand empfindet plötzlich und ohne Vorwarnung zum Beispiel Angst oder Ekel beziehungsweise ist gereizt oder in angespannter Wachheit. Depressive Verstimmungen bis hin zu Suizidgedanken oder Suizidversuchen treten auf. Ebenso kommt es vor, daß das vorausgegangene dramatische Ereignis deutlich erinnert wird, jedoch ohne daß ein Gefühl hierfür erlebt wird.

Traumafragmente können noch nach Jahrzehnten durch verschiedene Auslöser, sogenannte «Trigger», zu Störungen im Hier und Jetzt führen. Das Leben wird auf tragische Weise unsicher und unberechenbar. Da sexueller Mißbrauch in der Regel kein einmaliger Vorgang ist, wird das Abspalten der Realität immer wieder erforderlich und gehört fortan zu den Lebensbewältigungsstrategien, auch in anderen Situationen.

*Ich habe mitunter tagelang in meiner Traumwelt gelebt, es war wie eine Sucht, ich wollte nicht richtig wach werden.*

Das Kind bricht förmlich unter dem überwältigenden Druck des Täters zusammen und wird zu einem mechanisch gehorsamen Wesen. Es verliert seine eigene Identität und versucht, sich nur noch an seinen unmittelbaren Bedürfnissen zu orientieren.

Um diesen Mechanismus besser zu verstehen, ist es angemessen, andere Situationen zu suchen, in denen Menschen extremem Terror ausgeliefert waren. In den KZs der Nazis wurden Insassen aufs brutalste bedroht und gefoltert, bis sie bereit waren, alles, aber auch alles zu tun, was man von ihnen verlangte. Man hatte ihre eigene Persönlichkeit mit barbarischer Gewalt zerstört und dafür gesorgt, daß sie sich mit ihren Peinigern *identifizierten.* So verrieten sie zum Beispiel ihre Leidensgenossen oder halfen bei deren Ermordung. Der Abwehrmechanismus, der hier eingesetzt wird, ist die *Identifikation mit dem Aggressor.* Bevor die eigene Persönlichkeit völlig auseinanderbricht, sucht der gequälte Mensch einen Ausweg darin, sich vollkommen zu unterwerfen und Teile der Persönlichkeit seiner Peiniger zu übernehmen, um damit selbst so zu werden wie sie. Natürlich ist hierin ein Überlebensmechanismus zu sehen, der zunächst das nackte Leben retten kann, doch schadet er der Seele unendlich.

Erwachsene, die Terror in Form von Vergewaltigung oder anderer massiver Gewaltanwendung erleben mußten, werden von diesen Ereignissen verfolgt und beeinträchtigt. Das Kind mit seinem unfertigen Körper, seiner unfertigen Seele und seinem unfertigen Geist ist in noch viel unzureichenderer Weise in der Lage, derartige Verletzungen zu verarbeiten. Wieviel mehr wird es durch sexuelle Ausbeutung beeinträchtigt!

# Der Mantel aus tausenderlei Tierfellen und das rußgeschwärzte Gesicht

Im Märchen schlüpft Allerleirauh in den Mantel aus tausenderlei Tierhäuten und -fellen, der ihr zur zweiten Haut wird. Wenn wir das Märchen als symbolische Darstellung des Schicksals eines Kindes verstehen, das sexuell mißbraucht wurde, so steht eine Bedeutung dieses vieldeutigen Bildes vom Tierfellmantel im Vordergrund: Der Körper wird als etwas Minderwertiges, etwas «tierisch» Triebhaftes betrachtet. Der Täter, der ihn so sehr mißachtet hat, hat ihm die menschliche Würde aberkannt. Die strahlenden Kleider, die ihren Körper schmücken könnten, läßt Allerleirauh aber nicht in ihrem Elternhaus zurück, sie nimmt sie, fest verschlossen in einer Nußschale, mit auf ihre Flucht. Das können wir so verstehen, daß der Stolz auf den eigenen Körper nicht zerstört wurde, aber abgespalten und für lange Zeit unerreichbar ist.

Eine Verwandlung des Körpers findet sich in Märchen häufig, zum Beispiel in «Der Froschkönig», «Die Rabe» oder «Brüderchen und Schwesterchen». Der Körper ist eng mit der Identität eines Menschen verbunden, und die Tierseite ist immer ein Bild dafür, daß die echte Persönlichkeit eines Menschen nicht (mehr) gelebt werden kann. Im Märchen «Hans mein Igel» wird ein Junge geboren, der oben wie ein Igel und unten wie ein Junge aussieht. In dieser eigenartigen Gestalt drückt sich eine bestimmte seelische Störung aus: Hans mein Igel ist in seiner Persönlichkeit in zwei extreme Hälften gespalten – in eine tierische, archaische, wilde und in eine äußerst verletzliche, menschliche und bedürftige. Ein Kind, das von seinen Eltern abgelehnt und dadurch tief und früh verletzt wurde, hat bildlich ausgedrückt einen solchen Igelpelz entwickelt. In typischer Weise spiegelt sich im Märchen «Hans mein Igel» die sogenannte *Borderline-*

*Störung*[1]. Menschen, die daran leiden, spalten wie Hans mein Igel die Welt in zwei Extreme, in eine schwarze Seite und in eine weiße. Sie werden andere Menschen idealisieren oder gnadenlos abwerten; sie werden extrem enge, symbiotische Beziehungen suchen, die sie dann wieder zerstören müssen, aus Angst vor Nähe; sie werden ein inneres Chaos in sich selbst erleben und dieses in die Welt hineinprojizieren. Tatsächlich besteht eine gewisse Verwandtschaft zwischen diesem Märchen und demjenigen von Allerleirauh. Der Igelpelz von Hans mein Igel wie auch der Tierfellmantel von Allerleirauh stehen auch für eine gestörte Beziehung zum Körper. Nicht selten findet sich bei sexuell Mißbrauchten übrigens eine Borderline-Störung.

Allerleirauh flieht vor dem Vater im Mantel aus tausenderlei Tierfellen und -häuten. Wieder darf davon ausgegangen werden, daß das, was das Märchen symbolisch zum Ausdruck bringt, das Lebensgefühl der Betroffenen widerspiegelt. Es ist also die Frage nach der genaueren Bedeutung dieses Mantels zu stellen. Sie ist, wie sich zeigen wird, zentral und vielschichtig.

## *Gestörtes Körpergefühl – zerrissene Persönlichkeit*

Der Körper, der all die qualvollen Dinge «zuläßt», der so viel Leid ins Leben bringt, wird zum Feind, zur Schwachstelle für sexuell mißbrauchte Menschen. Wie im letzten Kapitel deutlich wurde, kann allein das Denken scheinbar rettend eingreifen – nach dem Motto: Die Gedanken sind frei, die kann man nicht beschädigen, zerstören oder ausrotten, in sie kann man sich flüchten. So bleiben sie der einzige Ort, der Schutz und Sicherheit zu bieten vermag. Was nun geschieht, ist nur allzu verständlich: Der Geist nimmt den Kampf gegen den Körper auf. Damit das, was sich in ihm abspielt, nicht mehr wichtig ist,

[1] Vgl. H.-P. Röhr: «Weg aus dem Chaos. Die Borderline-Störung verstehen». Deutscher Taschenbuch Verlag 2006.

muß er verachtet werden. Mit Abscheu blicken sexuell Ausgebeutete herab auf diesen Körper, der sich nicht zu wehren weiß. Der Geist rettet die Persönlichkeit und die Selbstachtung, indem der Körper geopfert wird. Er wird gehaßt, abgespalten. Die tiefe Kränkung fordert Stolz heraus, den Stolz darüber, sich nicht mehr mit dem Körper identifizieren zu müssen. Körper, Seele und Geist bilden keine Einheit mehr.

Sexueller Mißbrauch führt immer zu einer tiefgreifenden Störung des Körpergefühls. Der Körper wird nicht mehr als eine Quelle der Lust und des Wohlbehagens erlebt, sondern er wird, wie beschrieben, abgelehnt. Vielfach entwickeln Betroffene Ekelgefühle dem eigenen Körper gegenüber. Besonders die sexuellen Empfindungen sind belastet und gestört. Eine Patientin beschreibt dies mit den Worten:

*Ich war ein Mensch bis zum Bauchnabel, darunter war ich nicht existent.*

Der Körper, der immer da ist, vor dem man nicht davonlaufen kann, wird zu einer schweren Bürde. Mißbrauchte Menschen erleben sich wie gefangen in ihrem Körper, den sie im Grunde am liebsten loswürden. Sie empfinden alles mögliche für ihn, doch sich selbst können sie in ihm nicht wiederfinden. Die vielen Tiere, die *gefangen* wurden und alle ein Stück von ihrer Haut hergeben mußten, stehen für eine diffuse Körperwahrnehmung und für eine diffuse Identität. Mitunter entsteht das Bild einer eigentlichen *multiplen Persönlichkeit*. Bei dieser Persönlichkeitsstörung scheinen in ein und derselben Person verschiedene Persönlichkeiten zu existieren. Immer wieder werden unterschiedliche Rollen gespielt, ohne daß die wahre Persönlichkeit zum Tragen kommt. Mal wird das bisherige Verhalten als völlig falsch angesehen und sofortige Veränderung angekündigt, bald darauf jedoch das gleiche Verhalten gerechtfertigt und verteidigt, und wenig später wird eine völlig andere Idee vertreten.

Das negative Körpererleben prägt das gesamte Lebensgefühl,

insbesonders ist aber das Gefühl, das ein Mensch sich selbst gegenüber empfindet, äußerst negativ getönt. Es wird später aufgezeigt, welch tiefer Selbsthaß die Folge ist.

Was in einem Kind wie Allerleirauh vor sich geht, ist kaum in seiner ganzen Wucht und Dramatik nachzuvollziehen. Der Angriff des Täters ist für das Kind so überwältigend, daß es sich der absoluten Herrschaft und dem Terror nur unterwerfen kann. Es reagiert mechanisch, ohne eigenen Willen. Der Aggressor dringt aber nicht nur in den Körper ein. Das Drama des sexuellen Mißbrauchs hallt nicht nur im Körper, sondern auch in Geist und Seele nach. Dieser Vorgang wird auch als *Seelenmord*[1] bezeichnet.

Daß ein anderer Mensch in ihren Körper und in ihre Seele eindringt und all diese abscheulichen Dinge tut, erleben die Opfer so, als würden ihnen schlechte Gefühle förmlich eingepflanzt. Sie werden sie nicht mehr los, ab jetzt gehören sie zutiefst zu ihnen. Sie lassen sich nicht abwaschen oder ablegen. Um durch sie nicht immer an die schreckliche Erfahrung erinnert zu werden, werden sie meist von der Erfahrung abgetrennt. So spürte eine Frau keine Emotion, als sie von ihrer Mißbrauchserfahrung sprach. In ganz anderen Situationen traten aber plötzlich Gefühle und Verstimmungen auf, ohne daß sie das Warum verstehen konnte. Der Versuch, die Gefühle einfach abzuspalten, ist keine Lösung, da sie nicht ausgelöscht, sondern nur verschoben werden, indem andere Symptome auftreten, deren Zusammenhang mit dem eigentlichen Drama nicht verstanden wird.

[1] Vgl. L. Shengold: Child abuse and deprivation: Soul murder. J. Am. Psychoanal. Assoc. (1979) 27. Jg. S. 533–559; sowie U. Wirtz: Seelenmord – Inzest und Therapie. Kreuz: Zürich 1989.

## *Schuldgefühle*

Im Mittelalter wurden Menschen, die sich aus irgendeinem Grund schuldig gemacht hatten oder für schuldig gehalten wurden, *geteert* und *gefedert,* das heißt, in einer demütigenden Aufmachung durch die Straßen getrieben und der Lächerlichkeit und Aggression des Pöbels preisgegeben. Man wollte ihren Stolz, ihren Widerstand, ihre Persönlichkeit, oft auch ihr Leben zerstören. Dieser Vorgang vollzog sich in aller Öffentlichkeit, der Mantel aus Tierfellen dagegen ist für Außenstehende nicht zu erkennen. Um so nachhaltiger ist die Wirkung: Er wird zu einer zweiten Haut, das heißt, er wird als zum Körper dazugehörig erlebt und kann nicht, wie Teer und Federn, die immer nur die Oberfläche berühren, wieder entfernt werden.

Es reicht aber nicht aus, daß sich Allerleirauh in den Haut- und Pelzmantel zurückzieht, es schwärzt sich mit Ruß Gesicht und Hände. Wie können wir das verstehen? Die Bußpraxis, in Sack und Asche seine Sünden zu bekennen, ist aus dem Mittelalter bekannt, und heute noch erinnert das Aschenkreuz, das sich Christen am Aschermittwoch vom Priester auf die Stirn zeichnen lassen, an die eigene Schuldhaftigkeit und Vergänglichkeit. Es geht also bei diesem Bild im Märchen um Schuld, genauer um Schuldgefühle. Daß Allerleirauhs Gesicht und Hände nicht mit grauer Asche, sondern mit tiefschwarzem Ruß bedeckt sind, ist ein Hinweis auf die Stärke der Schuldgefühle.

Der Körper muß bei Mißbrauchsopfern tatsächlich oft auch zur Bearbeitung der Schuldgefühle herhalten. Er ist der Ort, wo sich der Feind, das Böse, befindet. Hier hat der Täter es ja hineingetrieben. Hier muß es bekämpft werden. Er selbst empfindet meist keine Schuldgefühle, die wurden mitsamt des Mißbrauchs an das Opfer abgegeben – *hineinprojiziert* – und von diesem übernommen.

Wie früher beschrieben, entlastet sich der Täter damit, daß er das Opfer zum Schuldigen macht. Daher fühlen sich Menschen, die sexuellen Mißbrauch erleben mußten, schlecht, verdorben, schuldig und schmutzig. Das Selbstwertgefühl, das sich gegen diese ungerechtfertigte Schuldzuweisung zur Wehr setzen könnte, wurde durch die verwerfliche Tat wie ausgelöscht oder geraubt. Den Körper zu quälen, ihn zu bestrafen kann auch als ein Versuch gesehen werden, eine gewisse Entlastung von Schuldgefühlen zu erreichen.

Wieso Schuldgefühle? möchte man fragen. Der König im Märchen ist der Schuldige, er ist es, der eine verwerfliche Tat begehen will oder – wie wir es interpretiert haben – begangen hat. Das Mädchen ist doch unschuldig! Es kann doch nichts dafür, wenn der Vater es sexuell mißbraucht. Es hat im Gegenteil ein Recht auf den Schutz des Vaters, denn er müßte sich geradezu für die körperliche Unversehrtheit seiner Tochter verantwortlich zeigen. Kommt er dieser Verantwortung nicht nach, so müßte er sich schon in seiner Vaterrolle als schuldig erkennen! Wieviel mehr ist er schuldig, wenn gerade er es ist, der seine Tochter mit seiner sexuellen Gier ins Verderben stürzt!

Quälende Schuldgefühle sind geradezu ein Hauptproblem fast aller sexuell mißbrauchter Menschen, besonders derjenigen, die den Mißbrauch durch ihren eigenen Vater erleben mußten. Diese unrealistischen Schuldgefühle haben sie, wie schon erwähnt, mit Menschen gemeinsam, die schlimmem Terror in Folterprozeduren oder Konzentrationslagern ausgesetzt waren. Auch hier tragen die Täter, die Folterer, Schuld und verleugnen dies meist. Ehemalige KZ-Schergen werden nicht müde zu betonen, daß sie als SS-Angehörige nur Befehlen zu gehorchen hatten. Von den Verantwortlichen wurde den Erschießungskommandos suggeriert, daß sie ihre Greueltaten zur Rettung ihrer Mütter, Frauen und Kinder tun würden. Wirkliche Reue will bei ihnen nicht oder nur selten aufkommen. Anders bei den Opfern! Sie suchen ununterbrochen nach Motiven, um sich selbst schuldig fühlen zu müssen. So haben sie – gezwungenermaßen – Geheimnisse preisgegeben, eigene Werte verraten, wurden zufällig nicht in die Gaskammer geschickt, dafür aber andere usw.... Es gibt unzählige Gründe, um sich schuldig zu fühlen. Dabei ist es nicht von Bedeutung, ob diese Gründe einer realistischen Prüfung standhalten, ob die Schuld also wirklich vorhanden ist; es genügt, daß ein Mensch fest daran glaubt, schuldig zu sein. Ist dies der Fall, wird er auch Schuldgefühle entwickeln.

Kinder sind besonders anfällig für die Entwicklung von Schuldgefühlen. Dies kann schon sehr früh beginnen, wenn ein Kind nicht erwünscht war. Es spürt die offene oder unterschwellige Ablehnung und wird lebenslänglich glauben, sich für sein Dasein rechtfertigen zu müssen.

Ein Nachweis, daß die Schuldgefühle nicht realistisch und daher nicht gerechtfertigt sind, reicht nicht aus, um sie zu beseitigen. Vielmehr ist, wie sich noch zeigen wird, nur eine Heilung, die die tiefen Wunden schließt, die den Menschen in viele Einzelteile zerrissen haben, und die Körper, Geist und Seele wieder zusammenführt, erfolgreich. So mögen diese Erläuterungen dazu dienen, die unrealistischen Schuldgefühle verstehbar zu machen, heilen können diese Erklärungen alleine meistens nicht.

## *Das Kind nimmt alles auf sich*

In der Regel ist der Vater im Leben des Kindes eine bedeutende Person, er wird von ihm geliebt, und es möchte sich ihm zugehörig fühlen. Ist es aber nicht schlimmer, einen Vater zu haben, der einem solches Leid antut, als überhaupt keinen? – Oder doch nicht?

Das Kind will seinen Vater behalten; ihn völlig zu verlieren, würde ein weiteres Drama bedeuten: Die Mutter hätte keinen Mann mehr, der Vater würde auch den anderen Geschwistern entzogen. Vielleicht würde die Mutter auch zum Vater halten, wenn es bei ihr Schutz suchen würde, und es selbst, das Kind, der Lüge bezichtigen – eine häufige Reaktion der Mutter, denn auch sie unterliegt dem Abwehrmechanismus des *Verleugnens,* des «Nicht-wahrhaben-Wollens». Dann würde es auch sie verlieren. Doch wie ist es möglich, auf dem Hintergrund des Geschehenen den Vater zu erhalten, ihn auch weiterhin als Vater zu akzeptieren? Um dies zu verstehen, ist es notwendig, sich mit einem komplizierten inneren Prozeß zu beschäftigen:

Würde der Vater vom Kind im vollen Licht seiner Verantwortung gesehen, dann müßte es unzweifelhaft erkennen, daß er nach der Tat nicht mehr länger sein Vater sein kann. Er hat sich in einer Weise schuldig gemacht, die ihn seine Vaterschaft verlieren läßt. Die Tat müßte angezeigt werden; doch die zu erwartende Konsequenz wäre eine Trennung vom Vater. Und diese Vorstellung ist für das Kind unerträglich. Die Wahrheit zu sehen und entsprechend zu handeln würde den Verlust des Vaters bedeuten. Und sein Verlust ist noch bedrohlicher als seine Handlung. Seine Schuld darf daher nicht in ihrem wahren Ausmaß gesehen werden und muß daher zumindest weitgehend *verleugnet* werden. Das mißhandelte und mißbrauchte Kind nimmt also die Schuld auf sich, um die Familie zu erhalten und in ihr bleiben zu können.

Da die Tatsache, daß der Vater (oder Mißbraucher) schuld ist, vom Kind nicht akzeptiert werden kann, bleibt die Frage nach dem Schuldigen weiterhin bestehen. Wenn der Vater «schuldlos» ist, kommt nur noch das Kind selbst als Schuldige/r in Frage. Stellvertretend für den Mißbraucher fühlt es sich schuldig; es identifiziert sich mit dem, der ihm das Leid zufügt.

Es gibt noch einen weiteren Grund, warum das Kind die Schuld auf sich nimmt: Seine Persönlichkeit wurde durch die existentielle Angst, verbunden mit Schmerz und Brutalität, so tief verunsichert, daß es gar nicht in der Lage ist, die Realität zu sehen.

Starke Schamgefühle verstärken die Verunsicherung sowie die Suche nach der Schuld bei sich selbst. Zwanghaft kreisen die Gedanken um die *un*realistische Frage: Was hätte ich tun können, um diese schlimme Tat zu vermeiden? – Objektiv betrachtet, lautet die Antwort: Nichts! Da die Konsequenzen, die das

Kind befürchten muß, wenn es die Schuld des Täters anerkennt, das Leben jedoch unerträglich machen würden, wird dieser unrealistische Versuch einer Übernahme der Verantwortung für das Geschehene immer wieder gesucht.

Die Tendenz des Kindes, die Schuld bei sich selbst zu suchen, wird vom Täter massiv unterstützt, indem er dem Kind einredet, es sei selbst daran schuld. Es habe sich beispielsweise entsprechend aufreizend verhalten und ihn verführt: *«Ich weiß, daß du es wolltest – wie du immer rumläufst – es war doch schön für dich!»*

Schuldgefühle entstehen zudem häufig auch dadurch, daß Menschen, die sexuell ausgebeutet werden, sexuelle Lust erleben, ohne daß sie dies verhindern können. Auf sexuelle Stimulierung kann der Körper reflexartig mit Erregung reagieren. Um dies an einem Beispiel zu verdeutlichen: Der Arzt schlägt mit einem Hämmerchen leicht bei angewinkeltem Bein auf eine Stelle unterhalb der Kniescheibe. Ein *Reflex* wird ausgelöst, der den Unterschenkel emporschnellen läßt. Dies geschieht, ohne daß der Patient die Möglichkeit hat, sein Bein ruhig zu halten. Bei der sexuellen Erregung verhält es sich gleich. Sexuell mißbrauchte Menschen machen sich Selbstvorwürfe, obwohl sie keine Möglichkeit haben, anders zu empfinden. Nicht immer sind andere Gefühle – Angst, Ekel, Schmerz – so stark, daß eine sexuelle Stimulierung verhindert wird. Oft suggeriert der Täter zudem Lustgefühle.

*Das Schlimmste war, daß das, was mein Vater mit mir machte, auch erregend für mich war. Meine Lust machte mir Schuldgefühle, weil ich glaubte, daß ich schlecht und verwerflich sei.*

Der Körper reagiert mit sexueller Erregung auf einen Vorgang, der nicht stattfinden soll und darf. Hier entsteht ein tiefer Zwiespalt, der dadurch verstärkt wird, daß die Betroffenen, die jung und unerfahren sind, Gefühle nicht richtig zuordnen können. Zudem überfordert eine erotische Stimulierung das Kind, da die ausgelösten Gefühle nicht integriert und verarbeitet werden können. Es ist verwirrt, denn es geschieht etwas, das seiner Steuerung nicht gehorcht. Dafür wird es sich schämen und schuldig fühlen. Für die Entwicklung der Sexualität bei Betroffenen ist dies folgenschwer: Einige können als Erwachsene sexuelle Stimulierung nur erreichen, wenn sie sich die Mißbrauchsszenen vorstellen, wenn Partner Ähnlichkeiten mit dem Täter haben oder Gewalt anwenden.

Die Verantwortung, die ein Erwachsener immer trägt, auch wenn ein Kind sich ihm in erotisierender Weise nähert, kann er nicht einfach leugnen. Häufig folgen allerdings sogar Gerichte solch einer Leugnung von Verantwortung und stellen die Verführung durch das Kind in den Vordergrund, womit der Täter entlastet wird. Auch im Märchen «Allerleirauh» besteht der König darauf, daß die *Liebe,* die er zu seiner Tochter empfindet, etwas ist, das von ihrer äußeren Erscheinung herrührt, so als könne er nichts dafür. Außerdem folgt er dem Auftrag seiner verstorbenen Frau, der er versprechen mußte, nur eine ebenso schöne Frau wie sie selbst zur Frau zu nehmen.

An dieser Stelle ist zu unterstreichen, daß *immer* der Erwachsene die Verantwortung trägt, wie sich das Kind auch verhält. Letztlich kommen Kinder nicht von selbst auf solche erotisierende Verhaltensweisen, sondern sie wurden von Erwachsenen oder älteren Kindern dahin gebracht.

Die extreme Selbstabwertung und die Flucht aus der Realität verhindern meist, daß die Persönlichkeit, überwältigt durch das Geschehene, völlig auseinanderbricht. Dadurch, daß das Kind die gesamte Last des sexuellen Mißbrauchs trägt, bleibt die Persönlichkeit zwar erhalten, aber der Preis ist hoch.

Allerleirauh traut sich nicht, seine eigene Identität zu leben, denn es erlebt sich als schuldig und schlecht. Der *böse Vater* ist zu einem *bösen inneren Bild* des Kindes von sich selbst geworden – damit der *gute Vater* leben kann. Der Versuch, den Vater als jemanden zu behalten, den das Kind trotz der verwerflichen Tat weiterhin lieben kann, macht es erforderlich, die Realität zumindest zum Teil abzuspalten. Allerleirauh ist fest überzeugt, nur dazu da zu sein, daß ihr «die Stiefel um den Kopf geworfen werden», dermaßen minderwertig erlebt sie sich. Das Märchen drückt hier sehr direkt das masochistische Selbstverständnis des Kindes aus.

## *Selbsthaß*

Nachdem der König, in dessen Schloß Allerleirauh dient, die Suppe gegessen und erfahren hat, daß die kleine Magd für die außerordentliche Qualität derselben zuständig ist, will er ihre Identität erfahren. Er fragt sie: «Wer bist du?» – «Ich bin ein armes Kind, das keinen Vater und Mutter mehr hat.» Er fragt weiter: «Wozu bist du in meinem Schloß?» Es antwortet: «Ich bin zu nichts gut, als daß mir die Stiefel um den Kopf geworfen werden.»

In der Familie sind in erster Linie Vater und Mutter dafür zuständig, daß ein Kind sich geliebt fühlt. Das positive Bild der Eltern in seinem Inneren ist die Voraussetzung dafür, daß ein Mensch in der Lage ist, sich selbst zu lieben, zärtliche Gefühle für sich und andere zu entwickeln. Allerleirauh hat den Vater als ein vertrauenswürdiges Gegenüber verloren, und auch die Mutter fehlt und kann nicht helfen. So ist in der kurzen Antwort von Allerleirauh eine tiefe Wahrheit enthalten. Es ist zu nichts gut, als daß ihm «die Stiefel um den Kopf geworfen werden». – Mutter und Vater verloren zu haben bedeutet in der Sprache des Märchens, sich selbst nicht lieben zu können.

Masochismus hat seine Wurzeln in der Kindheit, ein Mangel an Eigenliebe – aus welchem Grund auch immer – gehört zwingend dazu. Erfolgt zusätzlich noch ein so aggressives, destruktives Geschehen, wie es der sexuelle Mißbrauch darstellt, ist häufig intensiver Selbsthaß die Folge. Menschen mit einem Allerleirauh-Schicksal sind – als Folge von dem, was mit ihnen geschehen ist – davon überzeugt, nur dazu da zu sein, gequält, mißachtet und verletzt zu werden. Ein solcher Selbsthaß hat natürlich starke Auswirkungen auf alle Beziehungen eines Menschen, und es kann sich eine krankhafte Form der Liebe entwikkeln. Nicht selten suchen sexuell mißbrauchte Menschen Partner, die sadistisch sind, weil das Erleben sexueller Lust nur im Zusammenhang mit Erleiden von Schmerz möglich ist. Hier wird der Zwang sichtbar, das als furchtbar Erlebte zu wiederholen. Wenn eine Person, die eigentlich für Liebe zuständig ist, quält, erniedrigt, demütigt und haßt, entwickelt sich solch ein Beziehungsmuster.

Die Zunahme von sado-masochistischen Praktiken ist ein deutlicher Trend in der Gesellschaft. Es muß davon ausgegangen werden, daß viele Perversionen – die immer leidvoll sind – sich auf sexuellen Mißbrauch zurückführen lassen. Die Therapie dieser Störungen ist so schwierig, da sich die kranken Muster tief eingegraben haben. In einer Therapie können Menschen, die Terror und Gewalt an sich selbst erleben mußten, verstehen lernen, daß diese Ereignisse dazu führten, daß sie Aggressionen meist gegen sich selbst richteten. Doch erst wenn es ihnen gelingt, diese Energie nach außen zu richten, sich in konstruktiver Weise zu wehren, ist ein Ende der Selbstquälerei in Sicht.

Viele Krankheiten, insbesondere auch psychosomatische, lassen sich auf dem Hintergrund eines zerstörerischen Selbsthasses verstehen. Dieser führt häufig auch in die Suchtkrankheit.

Allerleirauh, die alles auf sich nimmt, versucht im Grunde, Schlimmeres zu vermeiden. Wir haben gesehen, daß ihre Flucht fort vom Königshof als innere Flucht zu verstehen ist. Einem Menschen, der Mißbrauch erfahren hat, bleibt nur die Flucht in genau die im Märchen beschriebenen inneren Zustände. Ohne die Selbstabwertung wäre alles noch unerträglicher und gefährlicher: Der Vater müßte öffentlich angeklagt werden, was hieße, die Familie zu zerstören. Und wer würde ihm, dem Kind, glauben? Auch in diesen Überlegungen ist die Selbstentwertung deutlich: *Ich bin es nicht wert, daß man mir glaubt. Das Schick-*

*sal der Familie ist wichtiger als mein Glück und meine seelische und körperliche Unversehrtheit.* – Vor soviel Übermacht bleibt nur noch die Kapitulation!

Einige Mißbrauchsopfer betonen gerade diese Verlassenheit und die sich daraus ergebende innere Verunsicherung:

*Meine Mutter hat mich als Lügnerin beschimpft und einige Tage nicht mit mir gesprochen.*
*Oder: Als ich meiner Mutter von dem erzählte, was Vater mit mir gemacht hatte, hat sie nur gesagt: Das mußt du jetzt schnell vergessen.*
*Oder: Als ich in der Familie erzählte, was mein Onkel mit mir gemacht hatte, wollte mir niemand glauben. Von da an habe ich gelogen, daß sich die Balken bogen.*
*Oder: Als ich erzählte, was der Freund meines Vaters mit mir gemacht hatte, ich war etwa fünf Jahre alt, schlug mich mein Vater mit einem Stock. Von da an wurde ich von vielen Menschen mißbraucht: von meiner Lehrerin, später von einem Lehrer, in der Jugendgruppe war ich der «Spielball» für fast alle.*

## *Selbstschädigendes Verhalten*

Selbstverletzendes Verhalten ist eine Form von Masochismus, den viele Betroffene praktizieren. Er ist als eine Reaktion auf die tiefe Ablehnung des eigenen Körpers zu verstehen. Der Körper, der soviel Leid ins Leben brachte, soll gequält werden. Sexueller Mißbrauch läßt Schmerz zum lustvollen Gefühl werden, das immer wieder gesucht wird. Eine Patientin beschreibt das Gefühl, das sich bei dem sogenannten *Schnippeln* – dem Aufritzen der Haut, meist an Armen und Beinen, aber auch an anderen Körperstellen – einstellt, als «geil». Daher wird die Selbstverletzung als eine Erleichterung erlebt. Wie schon erwähnt wurde und wie weiter unten noch aufgezeigt wird, suchen diese Menschen oft Beziehungen, in denen sie sich dem Partner masochistisch unterwerfen können. Was dies für die Beziehungsgestaltung bedeutet, läßt sich leicht denken.

Sexuell mißbrauchte Menschen erleben häufig Leere- oder psychische Spannungsgefühle, die unerträglich erscheinen. In diesem Zusammenhang ist das Schnippeln ein Versuch, die Spannung abzubauen und sich zu spüren. Nach solch einem selbstschädigenden Verhalten, das entlastend und erleichternd wirkt, ist der masochistische Drang zum Schnippeln für eine gewisse Zeit «befriedigt».

Der eigene Körper hat offensichtlich die Rolle des mißbrauchten Kindes übernommen. – Wie ist das zu verstehen? Der psychische Mechanismus, erlittene Kränkungen weiterzugeben, ist jedem bekannt. Ein Mann, der vom Chef gedemütigt wurde, zankt zum Beispiel zu Hause mit seiner Ehefrau oder den Kindern. Die erlittenen Frustrationen werden an andere weitergereicht, die schwächer sind und sich somit als Opfer anbieten. Damit verschafft sich der vom Chef gekränkte Familienvater eine gewisse Erleichterung, doch dies ist natürlich für niemanden eine Lösung.

Derselbe Mechanismus wirkt auch bei sexuell Mißbrauchten, mit dem entscheidenden Unterschied, daß eine extrem tiefgehende Kränkung eine entsprechend zerstörerische Energie mobilisiert. Und diese wird nicht nach außen an andere, sondern an sich selbst, den eigenen Körper weitergegeben. Die Mißbrauchssituation wird wiederhergestellt, doch diesmal ist es der Mißbrauchte selbst, der seinen Körper quält. Das führt zu einem Gefühl von Macht und Überlegenheit, daher wollen viele Menschen auf ihr selbstverletzendes Verhalten nicht verzichten. Nach dem Motto: *Mein Körper gehört mir!* lassen sie von ihrem Fehlverhalten nur schwer ab und werden ohne psychotherapeutische Hilfe immer wieder rückfällig.

Selbstzerstörerische Handlungen haben nicht selten Suchtcharakter und müssen zwanghaft immer wieder ausgeführt werden. Ähnlich wie bei einer Droge sucht der Betroffene Erleichterung in einer Handlung, die zwar Schmerz verursacht, aber seine unerträglichen Leere- und Spannungsgefühle bekämpft. Suchtmittel erzeugen nur zu Beginn des Mißbrauchs eine Euphorie, ein Hochgefühl. Später, wenn eine Abhängigkeit entstanden ist, werden diese Hochstimmungen nicht mehr erreicht. Angestrebt wird dann – abgesehen von der Bekämpfung der Entzugserscheinungen – vor allem eine entlastende, beruhigende und angstreduzierende Wirkung. Wie bei der Sucht, ist bei selbstschädigendem Verhalten ebenfalls oft ein Teufelskreis zu erkennen. Frau M. beschreibt ihn so:

*Ich spüre, wie in mir der Drang stärker wird, mich selbst zu verletzen. Wenn ich das nicht mehr aushalten kann, nehme ich einen scharfen Gegenstand, ein Messer oder eine Rasierklinge, und ritze die Haut an meinen Armen oder Beinen auf. Es fühlt sich irgendwie erregend an, ich spüre mich dann ganz deutlich, auch der Schmerz ist schön. Anschließend habe ich Schuldgefühle, ich bin erschrocken darüber, was ich wieder gemacht habe, und verstecke die Wunden unter Pullover und Hose, auch im Sommer. Immer wieder habe ich mir vorgenommen, damit aufzuhören. Ich hasse mich selbst, weil ich das nicht schaffe. Ich habe Angst, daß meine Verletzungen entdeckt werden, und achte deshalb immer darauf, daß ich anderen Menschen nicht zu nahe komme.*

Menschen, die extreme Gewalt und Grenzüberschreitung an sich selbst erleben mußten – und dies ist bei sexuellem Mißbrauch der Fall –, tragen immer tiefe Wut- und Haßgefühle gegen den Täter in sich, auch wenn sie so gut verdrängt wurden, daß sie nicht wahrgenommen werden. Ohne Hilfe finden sie keinen direkten Zugang zu diesen abgespaltenen Gefühlen, die ein Eigenleben führen, weil sie nicht sein dürfen. Nur auf *Umwegen* können sie sie zum Ausdruck bringen.

Nicht nur selbstverletzendes Verhalten kann die gesuchte Wirkung – sich im Schmerz spüren – erzeugen, sondern auch andere Symptome wie zum Beispiel *psychogener Schmerz.*

Diese Schmerzzustände ohne körperliche Ursache treten bei Mißbrauchsopfern typischerweise häufig im Unterleib auf. Sind keine anderen Ursachen auszumachen, muß bei diesem hartnäckigen psychogenen Schmerz auch an einen möglicherweise stattgefundenen sexuellen Mißbrauch gedacht werden, der bis dahin nicht aufgedeckt wurde.

*Frau A., die vom Großvater sexuell mißbraucht wurde, litt unter chronischen Unterleibsbeschwerden, die verschwanden und wiederkehrten. Medizinische Untersuchungen wiesen keinerlei krankhafte Veränderungen nach. Schließlich fand sie einen Gynäkologen, der eine Gebärmutterentfernung vornahm.*

Alle Versuche, die Patientin davon zu überzeugen, daß sie organisch gesund sei, schlugen fehl.

Unter *Somatisierung* ist ein körperliches Krankwerden zu verstehen, wobei die Ursache psychischer Natur ist. Die Somatisierung hat eine entlastende Funktion und soll den Betroffenen von der Verantwortung für sich selbst befreien. Daher stellt sich in den verschiedensten Konfliktsituationen häufig eine Krankheit ein. Nun hat der Betroffene das Recht, sich zurückzuziehen und sich mit seiner Krankheit zu beschäftigen. Damit ergibt sich für ihn ein gewisser *Krankheitsgewinn.* Alle möglichen organischen Krankheiten können aus Somatisierungen hervorgegangen sein. Somatische Erkrankungen können auch in Zusammenhang mit sexuellem Mißbrauch auftreten. Der zugrundeliegende Konflikt ist aber nur schwer auszumachen, da die Symptome verschoben sind. Die organische Krankheit wird behandelt, der ursprüngliche Konflikt muß nicht angegangen werden und bleibt ungelöst.

Stimmungsschwankungen, Verstimmungszustände, Leeregefühle, Depressionen, Haßgefühle und ein innerer Groll auf sich selbst werden von Mißbrauchsopfern in mehr oder weniger starker Ausprägung häufig erlebt. Menschen, die solch negative Gefühle immer wieder aushalten müssen, suchen oft nach direkter Erleichterung. Diese läßt sich in Betäubungsmitteln wie Drogen, Alkohol und Medikamenten finden.

Mit dem Suchtmittel sollen die Mißstimmungen und Kränkungen bekämpft werden. Besonders mit Alkohol versuchen viele Betroffene die inneren Defizite auszugleichen, die durch den sexuellen Mißbrauch entstanden sind. Die Droge soll zudem eine gewisse Enthemmung bewirken, um sexuell aktiv werden zu können. Zwar vermag sie zeitweise tatsächlich Erleichterung zu verschaffen, doch verstärken sich die unliebsamen Gefühle auf Dauer, so daß eine immer höhere Menge des Suchtmittels benötigt wird, um die erstrebte Wirkung zu erzielen. Wird diese Scheinlösung immer wieder eingesetzt, ist die Wahrscheinlichkeit groß, daß sich eine Suchtkrankheit entwikkelt. Nun verschärfen Entzugserscheinungen den Zwang, das Suchtmittel weiterhin zu konsumieren.

Es werden, abgesehen von den sogenannten stoffgebundenen Süchten wie Alkoholismus, auch andere Suchtformen eingesetzt, um sich von den negativen Gefühlen zu entlasten: Arbeitssucht, Kaufsucht, Putzsucht usw.

Sexueller Mißbrauch hat nicht selten ein exzessives Eßverhalten (Eßsucht) zur Folge. Betroffene schildern, daß sie schon als Kinder große Nahrungsmittelmengen zur Betäubung einsetzten. Besonders Süßigkeiten oder kalorienhaltige Speisen werden suchtartig benutzt, um Kummer, Einsamkeit und Traurigkeit auszugleichen. Das mitunter extreme Übergewicht Eßgestörter ist natürlich eine Folge der übermäßigen Ernährung. Darüber hinaus hat die Unförmigkeit des Körpers jedoch oft noch eine weitere Aufgabe.

*Mein Körper ist wie eine sichere Burg, in der ich mich verstekken kann. Wenn ich so dick bin, will kein Mann etwas von mir.*

Dies äußerte eine Patientin in der Therapie, nachdem verschiedene Versuche abzunehmen gescheitert waren.

Exzessives Hungern (Magersucht) wird ebenfalls ähnlich wie eine Droge eingesetzt. Nicht selten erzeugt der sexuelle Mißbrauch eine allgemeine Lebensangst, verbunden mit der Furcht, erwachsen zu werden. Die Magersucht verhindert, daß der Körper reift und erwachsene Dimensionen – weibliche Konturen – annimmt. Die sexuellen Bedürfnisse verschwinden, und gleichzeitig bleibt der Körper kindlich zart. Zudem erzeugt dieser sein eigenes Aufputschmittel, er schüttet Amphetamine als Überlebenshilfe aus, damit ein Funktionieren möglich ist, obwohl Nahrung nicht oder in geringen Mengen verbrannt wird. Magersüchtige werden von diesem körpereigenen Aufputschmittel abhängig und müssen ihr exzessives Hungern aufrechterhalten, um Entzugserscheinungen, insbesondere depressive Verstimmungen, zu verhindern.

# Ein Kind, das Vater und Mutter verloren hat

Prinzessinnen in Märchen stehen für Behütet- und Verwöhntsein. Sie haben alles, was sich ein Kind erträumen kann. Mitunter werden sie wie der Augapfel von Mutter oder Vater behütet und auf Händen getragen. Diese übermäßige Eltern«liebe» ist ein Hinweis darauf, daß die Beziehung zwischen Mutter und Tochter beziehungsweise Vater und Tochter zu eng ist und daß eine Abhängigkeit bestehen könnte. Die Lösung vom Elternteil hat noch nicht stattgefunden, so daß die Prinzessin nicht frei ist für eine wirkliche Beziehung und Partnerschaft.

Allerleirauh ist eine Prinzessin, die unter dem Druck der Ereignisse eine gewaltige Veränderung ihres Lebensgefühls hinnehmen mußte. Sie ist nicht mehr Prinzessin, sondern unterste Dienstmagd. Sie wurde aus ihrem behüteten Leben hinausgeworfen und durch die Tat des Vaters gezwungen, zu fliehen und in einer völlig anderen, unbehüteten Welt zu leben. Sie kann nicht mehr unbeschwert ihr Leben genießen, ihre Lebenswirklichkeit hat alles Schöne, alles Unbeschwerte verloren. Aber das Leben ist gerettet. Und dies ist zunächst viel! Märchen spiegeln innere Prozesse, wurde schon betont.

Obwohl alle Leichtigkeit des Daseins verschwunden ist, kann nach außen das Bild der Prinzessin erhalten geblieben sein. Häufig passen mißbrauchte Menschen sich an, sind unauffällig und, wie das Märchen Allerleirauh es beschreibt, sind sie diejenigen, die sogar alle niederen Arbeiten verrichten. Die große Angst, daß der sexuelle Mißbrauch entdeckt werden könnte, macht sie mitunter zu gehorsamen, überangepaßten Wesen, deren Auffälligkeit ihre Unauffälligkeit ist. Natürlich verstärkt auch die Tatsache, daß die Persönlichkeit gebrochen wurde, eine solche Haltung. In anderen Fällen ist ein außergewöhnliches Trotzverhalten zu beobachten, was mitunter dazu führt, daß gerade mißbrauchte Töchter vom Vater auf Händen getragen werden.

Wir haben die Flucht der Prinzessin als eine Flucht nach innen verstanden, und dies macht die eigentliche Dramatik und die Schwere der Störung aus. Eine Flucht in Form tatsächlichen Weglaufens ist allerdings nicht selten. Jedes zweite Kind, das im pubertären Alter aus der Familie flüchtet, ist ein sexuell mißbrauchtes Kind.

Traumatische Erfahrungen führen immer zu tiefen Verunsicherungen, und diese beginnen, ein Eigenleben zu führen. Wenn die Gefahr schon längst vorüber ist, bleiben die *Lähmungen* und *Störungen* im Erleben, im Gefühlsbereich und im Denken bestehen. Sie werden noch verstärkt, weil das Trauma des sexuellen Mißbrauchs meistens kein einmaliger Vorgang ist, sondern sich oft über viele Jahre wiederholt. Doch auch ein einmaliger Vorfall kann die Identität eines Menschen in einer Weise erschüttern, daß er die Folgen lebenslänglich spürt. Im folgenden Fallbeispiel wird dies eindrücklich geschildert:

*Frau S. wurde, als sie elf Jahre alt war, vom betrunkenen Vater auf der Toilette massiv sexuell belästigt, ohne daß es jedoch zum Koitus kam. Frau S. beschreibt, daß sie starr vor Angst gewesen sei und nicht habe schreien können. Seit dieser Begebenheit sei sie nicht mehr froh gewesen. Sie habe sich förmlich durch alle Lebenssituationen durchquälen müssen. Die Schule sei ihr schwergefallen, obwohl sie eine gute Schülerin gewesen sei. Auch die Berufsausbildung habe sie nur mit Mühe geschafft. Als Heranwachsende sei die Sehnsucht nach Zärtlichkeit riesig gewesen, sie habe aber gleichzeitig große Angst davor gehabt. Obwohl sie nicht ständig an den Vorfall gedacht habe, habe sie sich häufig wie gelähmt gefühlt und von bleierner Schwere. Als Jugendliche habe sie Alkohol zu trinken begonnen und sofort die erleichternde Wirkung gespürt. Immer häufiger habe sie getrunken, um sich besser zu fühlen. Eine sich rasch entwickelnde Suchtkrankheit war die zwangsläufige Folge.*

Frau S. hatte sich aus der Welt weitgehend zurückgezogen. Ihr Vertrauen war so tief gestört, daß sie sich unfähig fühlte, Hilfe zu suchen. Auch wollte sie sich der häufig kränkelnden Mutter nicht anvertrauen, die unter der Last ihrer Sorgen Mühe hatte, sich in ihrem eigenen Leben zurechtzufinden.

## *Das mutterlose Kind*

Wird der sexuelle Mißbrauch durch den Vater in der Familie bekannt, reagieren Mütter meist so, als wären sie für ihr Kind nicht zuständig. Das Märchen beschreibt, daß die Mutter gestorben sei, und hier sehen wir, daß dies wiederum auf eigenartige Weise zutrifft. «Wie konntest du mir das antun!» so der Vorwurf einer Mutter an die 12jährige Tochter, nachdem der sexuelle Mißbrauch durch den Vater in der Familie bekannt wurde. Sie sieht sich als das eigentliche Opfer, als die betrogene Ehefrau. Dadurch fehlt ihr jegliches Mitgefühl für das, was ihrer Tochter angetan wurde. Statt Verständnis, Schutz und Solidarität erfährt ein mißbrauchtes Kind Aggression, Vorwürfe, Schuldzuweisungen von seiten der Mutter, die den Seelenmord an der eigenen Tochter nicht verstehen will. Damit ist sie für das Kind verloren, und es ist korrekt, wenn Allerleirauh immer wieder – und es klingt wie eine Entschuldigung – betont, daß sie als armes Kind Vater *und* Mutter verloren habe. Ihre Hilflosigkeit, ihre Angst, ihre Unfähigkeit, sich zu wehren, ihre zerstörte Identität, ihre Verlassenheit drücken sich in diesem einen Satz aus. Vater und Mutter auf radikale Weise verloren zu haben, ist als das *zentrale* Problem anzusehen.

Wären die Eltern wirklich gestorben, könnten nach einer Zeit der Trauer andere Personen an deren Stelle treten, neues Vertrauen könnte wachsen und das Gefühl für die eigene Persönlichkeit stabil bleiben. Ein mißbrauchtes Kind mußte jedoch tiefe Kränkungen seitens der Eltern erleben: durch den Vater, der die Seele ermordete, und durch die Mutter, die in einer

Situation tiefster Verzweiflung unerreichbar blieb, die ihrer Beschützerrolle nicht nachkommen konnte und in der Realität oft selbst verfolgt und verurteilt wurde.

Viele Opfer sexuellen Mißbrauchs in der Familie hassen die Mutter und nicht den Vater, der mit seinem Verhalten das Leid verursacht hat. In Therapien ist es daher wichtig, die Gesamtsituation der Familie zu betrachten und sie als ein System mit vielen verschiedenen Elementen zu sehen. Das folgende Fallbeispiel macht die Bedeutung des familiären Hintergrundes deutlich:

*Frau B. kam in Therapie, nachdem sie ihren exzessiven Alkoholkonsum so weit gesteigert hatte, daß sie in immer kürzeren Abständen intensivmedizinisch versorgt werden mußte. Mehrere Male wurde sie in komatösem Zustand ins Krankenhaus gebracht. Schließlich stimmte sie dem Vorschlag der Sozialbetreuerin des Krankenhauses zu, eine stationäre Langzeittherapie anzutreten. In der Therapie setzte sie sich mit ihrer Lebensgeschichte auseinander.*

*Die Eltern lebten in ständigen Spannungen, so daß lautstarke Auseinandersetzungen an der Tagesordnung waren. Scheiden ließen sie sich jedoch erst, als die Patientin vierzehn Jahre alt war. Ihr sei gesagt worden, sie habe die Mutter schon als Säugling abgelehnt. Sie habe den Kopf von ihr abgewandt und sich auch geweigert, an der Brust zu trinken. Später habe sie die Mutter bei jeder Gelegenheit provoziert und den Vater gegen sie ausgespielt. Innerlich schloß sie sich der Bewertung an, die der Vater für seine Ehefrau hatte: Sie sei böse, mißgünstig und schlecht. Sie verbündete sich mit ihm gegen diese «böse» Mutter. Er hing mit abgöttischer Liebe an seiner Tochter, und diese suchte alle Zuneigung und Liebe von ihm zu bekommen. Während er den Kindern viele Freiheiten gewährte, war die Mutter streng und versuchte, ein Gegengewicht zur antiautoritären Haltung des Vaters aufzubauen. Hierauf reagierte Frau B. mit Trotz, der die Distanz zwischen Mutter und Tochter verschärfte.*

*Als die Patientin zehn Jahre alt war, nutzte der Vater jede Gelegenheit, mit ihr gemeinsam ins Bett zu gehen. Er streichelte ihre Genitalien, und sie mußte ihn zum Orgasmus bringen. Dieser «Kontakt» zum Vater war ihr äußerst unangenehm, sie fühlte sich schuldig und schmutzig, sah sich jedoch nicht in der Lage, ihn zurückzuweisen. Auch als sie älter wurde, fühlte sie sich unfähig, sich ihm zu widersetzen, und es kam zum Koitus. Insgesamt fühlte sie sich ihrem Vater gegenüber völlig willenlos.*

*In der Therapie setzte sie sich mit den positiven Empfindungen auseinander, die der sexuelle Mißbrauch in ihr erzeugt hatte. Bis dahin hatte sie ihre erotischen Gefühle verdrängt, nun konnte sie diese zunehmend annehmen und die starken Schuld- und Schamgefühle, die aufkamen, ertragen.*

*Als ihre Stiefmutter starb – der Vater hatte ein zweites Mal geheiratet –, näherte er sich der Patientin wieder, obwohl sie zu diesem Zeitpunkt bereits 26 Jahre alt war. Entsetzt mußte Frau B. feststellen, daß sie erneut unfähig war, ihn zurückzuweisen, obwohl ihr Verstand aufs schärfste protestierte. Wenige Jahre später wollte er in ihre Wohnung einziehen. Sie wußte genau, was er damit beabsichtigte; trotzdem sah Frau B. sich außerstande, sich dem Ansinnen des Vaters entgegenzustellen. Sie betrank sich in exzessiver Weise und verkaufte ihre Wohnungseinrichtung, um ihn auf diesem indirekten Wege fernzuhalten. Tatsächlich ging ihre Strategie auf, insofern der Vater nach kurzer Zeit resigniert das Weite suchte.*

Betrachten wir die Entwicklung dieser Lebensgeschichte, dann wird deutlich, daß im Leben der Patientin die Beziehung zur Mutter schon früh gestört war. Für eine gesunde Entwicklung des «Urvertrauens» ist eine enge Beziehung zwischen Säugling/Kleinkind und Mutter notwendig, doch diese konnte nicht unbeschwert gelebt werden. Statt dessen suchte das Mädchen eine enge Beziehung zum Vater. Dieser war labil, trank und lebte in trotziger, kindlicher Opposition zu seiner Frau. Was das Märchen als tatsächlichen Verlust der Mutter durch den Tod darstellt, ist für Frau B. psychologisch wahr: Für das kleine Mädchen war die Mutter tot. Auch wenn sich diese mit aller ihr zur Verfügung stehenden Energie um das Kind bemüht haben mag, war die Beziehung zutiefst gestört. Dies verhinderte eine gesunde Persönlichkeitsentwicklung. Es blieb die Beziehung zum Vater, der zwar selbst auch nicht in der Lage war, seiner Tochter gerecht zu werden, der aber ihr Bedürfnis nach Zuwendung zunächst befriedigte. Die Tochter idealisierte ihn als ihre wichtigste Bezugsperson.

Der sexuelle Mißbrauch fixierte Frau B. noch stärker auf den Vater. Das Bild des Märchens vom Kind im Mantel aus tausenderlei Tierfellen entspricht ihrer inneren Befindlichkeit: Der Mantel ist wie ein Fluch, ein dunkler Schatten, der das Lebensgefühl in die Tiefe zwingt und alles Schöne abtötet.

Im Verlauf der Therapie berichtete die Patientin, ihr Dasein in ihrer Jugend sei vom Gefühl bestimmt gewesen, völlig unberechtigt auf der Welt zu sein. Die zahlreichen Selbstmordversuche, die Versuche, sich mit allen möglichen Mitteln wie Alkohol, Medikamenten, Drogen und exzessivem Essen zu betäuben, waren hilflose Reaktionen auf ein inneres Chaos, das sie nicht beherrschen konnte. Auch der erfolglose Versuch, über Partnerschaften Halt und Sicherheit zu finden, muß als ein solches Bemühen angesehen werden.

Eine Patientin setzte in der Therapie die Erinnerungen an ihre Kindheit wie ein Puzzle zu einem Bild zusammen:

*Zunächst kann Frau Z. dem, was sie schon als Kleinkind erleben mußte, kaum Glauben schenken. Sie schätzt, daß sie drei oder vier Jahre alt war, als ihr Vater sie mißbrauchte. Es steigen starke Ekelgefühle auf, als sie sich daran erinnert, daß sie zum Beispiel sein Sperma schlucken mußte. Schon früh wurden also die Grenzen ihrer Persönlichkeit verletzt und zerstört. Ihre Kindheit ist von vielen Krankheiten bestimmt sowie von einer äußerst schwierigen Mutterbeziehung. Immer wieder verlor ihre Mutter die Kontrolle über ihre Aggressionen. Ein Erlebnis steht für viele: Im Zorn drückte die Mutter die Hand der kleinen Tochter auf die glühendheiße Herdplatte und behauptete anschließend, das Kind habe dies selbst getan, es sei halt einfach dumm. Nach außen wurde immer die Fassade einer heilen Familie aufrechterhalten, während die Beziehungen zwischen allen Familienmitgliedern in Wirklichkeit äußerst gestört waren. Im weiteren Verlauf der Therapie wurde der Patientin bewußt, daß sie auch von ihrer Tante, bei der sie einige Zeit lebte, mißbraucht worden war. Ohne wirklich lesbisch zu sein, suchte sie erotische Beziehungen zu Frauen, die dem Typ der Tante entsprachen.*

Auch in diesem Fallbeispiel wird deutlich, daß die Störung tief in der Familie verwurzelt ist und daß nicht nur die Beziehung zum Vater, sondern auch diejenige zur Mutter grundlegend gestört war.

Was bisher gesagt wurde, macht es deutlich: Sexueller Mißbrauch ist als Ausdruck einer Krankheit der ganzen Familie zu sehen. Immer sind mehrere Familienmitglieder direkt oder indirekt beteiligt, und es findet sozusagen eine *soziale Vererbung* statt. Das Problem wird an die nächste Generation weitergegeben. Mißbrauchte Menschen mißbrauchen ihren Körper und mißbrauchen andere Menschen, seelisch oder körperlich. Daher mißbrauchen auch wiederum sie oft ihre Kinder oder aber können sie vor sexuellem Mißbrauch nicht schützen.

Eine Feststellung läßt sich machen: Stimmt die Beziehung zwischen Mutter und Kind, ist sexueller Mißbrauch eher unwahrscheinlich. In vielen Fällen, die in der psychotherapeutischen Praxis behandelt wurden, stellte man fest, daß eine frühe Störung der Mutter-Kind-Beziehung vorlag. Aus diesen frühen Mangelerlebnissen heraus bildete sich der Nährboden für sexuellen Mißbrauch.

## *Der suchtkranke Vater*

Die Persönlichkeit der Väter, die ihre Töchter sexuell mißbrauchen, wurde des öfteren untersucht. Immer wieder stellte man fest, daß es schwache Menschen sind, die aber innerhalb der Familie ein großartiges Bild von sich selbst vermitteln wollen.

Ist der Vater suchtkrank – ein nicht seltener Hintergrund für sexuellen Mißbrauch –, wird er von seiner Familie häufig in Extremen erlebt: einerseits hart, brutal, unberechenbar und rücksichtslos, zu anderen Zeiten aber weich, hilflos, mitunter zärtlich, verwöhnend und liebevoll. Je nach der Phase, in der er sich gerade befindet, wird die Tochter entweder auf Händen getragen oder gnadenlos abgewertet, mißhandelt, mit Ignoranz gestraft usw.; selten wird sie in ihm einen Menschen vorfinden, der den richtigen Abstand zu ihr wahrt.

Typisch für viele Suchtkranke ist, daß sie unter Alkoholeinfluß ihre Minderwertigkeitsgefühle mit prahlerischem und überheblichem Verhalten kompensieren. Damit können sie der Partnerin mitunter nicht mehr imponieren, die kleine Tochter wird jedoch sehr empfänglich sein für ein überhöhtes Bild, das der Vater von sich selbst entwirft. Dann verbündet sich der suchtkranke Vater mit der Tochter, die die einzige ist, die noch in bestimmten Grenzen Einfluß auf ihn hat. Sie darf ihn aus der Kneipe holen, trösten und besänftigen.

In unserem Märchen macht der König mit seinem Verhalten deutlich, daß die Tochter als die einzige Frau übrigbleibt, die für ihn in Frage kommt. In der Realität ist es mitunter ähnlich: Der Vater ist von seiner Partnerin und anderen Frauen maßlos enttäuscht, die Ehefrau stellt das Feindbild dar, sie ist es, die angeblich an allem Schuld trägt, böse und schlecht ist und den Geschlechtsverkehr verweigert. Die Tochter dagegen ist unschuldig und wird engelhaft verehrt. Natürlich ist das Bild, das der Vater von seiner Tochter hat, völlig verzerrt. Er nimmt sie nicht wahr, wie sie wirklich ist; die Beziehung ist merkwürdig unecht. Dies wird jedoch von beiden nicht erkannt. Die Tochter genießt die enge Beziehung zum Vater; sie läßt sich von ihm verwöhnen, nimmt teil an seiner Selbstgefälligkeit und fühlt sich dadurch aufgewertet.

Dies allein ist schon als ein Mißbrauch anzusehen, da jedes Mädchen von seiner emotionalen Reife her mit einer solchen Vaterbeziehung immer überfordert sein muß. Der Mißbrauch ist in dem Verhalten des Vaters zu sehen, der seine Tochter manipulativ für seine Bedürfnisse benutzt. Er verehrt und vergöttert sie in Wirklichkeit nur, weil er sie als Trost für seine innere Verzweiflung benötigt. Sie ist mitunter der einzige Mensch überhaupt, dem er sich noch wirklich zugehörig fühlen kann. Alle Menschen sind schlecht, niemandem kann er noch trauen.

Der Vater wird unbeirrbar glauben, sich und seiner Tochter mit seiner Zuneigung nur etwas Gutes zu tun. Auch die Tochter wird die enge Beziehung, die sie zum Vater hat, als normal betrachten. Vor allem spürt sie, daß er sie braucht und verehrt. Sie wird hieraus eine bestimmte Form von Selbstwertgefühl entwickeln. Sie spürt, daß sie in gewisser Weise Macht über den Vater hat, etwas, was sich alle Kinder wünschen.

Wie hier geschildert, ist es häufig bereits im Vorfeld des sexuellen Mißbrauchs zu einer unrealistisch verzerrten und gestörten Beziehung zwischen Vater und Tochter gekommen. Das nächste Fallbeispiel schildert die Auswirkungen einer extrem engen Vaterbeziehung:

*In der Familie wurde behauptet, daß Frau N. ein Vaterkind sei. Der alkoholkranke Vater drehte sich nur um sich und seine Bedürfnisse, gewährte aber seiner Tochter alle nur möglichen Freiheiten. Wenn es wegen der Trinkexzesse Streit zwischen den Eltern gab, ergriff Frau N. schon als Kleinkind Partei für ihren Vater. Mit der Zeit wurde die Mutter verbittert und hart, denn sie war es, die mit ihrer Arbeitskraft die Familie durchbringen mußte. Auch ihrer Tochter gegenüber wurde sie streng und versuchte so, dem völlig verwöhnenden und grenzenlosen Erziehungsstil des Vaters entgegenzuwirken. Dies führte jedoch nur zu heftigen Trotzreaktionen und ständigen Machtkämpfen zwischen Mutter und Tochter. War die Mutter streng, suchte Frau N. innerlich die Position des Vaters und fühlte sich dadurch geschützt und unterstützt, denn der Vater, der Haß gegen seine Frau aufbaute, hatte im Kampf gegen sie in der Tochter eine Verbündete.*

*Als Frau N. neun Jahre alt war, kam es zum erstenmal zum sexuellen Mißbrauch, den sie in typischer Weise abspaltete. Der Vater, der für sie in ihrer kindlichen Bedürftigkeit viel wichtiger war als die Mutter, stürzte sie in tiefste Schuld- und Schamgefühle. Diese Angewiesenheit auf den Vater ließ es unmöglich erscheinen, den Mißbrauch aufzudecken oder sich dagegen aufzulehnen.*

Auch in diesem Ausschnitt aus einer Lebensgeschichte wird deutlich, daß es in übermäßig engen Vater-Tochter-Beziehungen nicht um wirkliche Liebe geht. Es ist wichtig, den Unterschied wahrzunehmen zwischen dieser Form der Beziehung und der elterlichen Liebe, die beide Eltern ihrem Kind gegenüber gemeinsam wahrnehmen. Die echte Elternliebe ist dadurch gekennzeichnet, daß die Eltern diejenigen sind, die etwas geben, die Zuneigung und Liebe verschenken, ohne selbst bedürftig zu sein. Immer dann, wenn Eltern das Kind für ihre Liebesbedürfnisse benutzen, findet (emotionaler) Mißbrauch statt. Natürlich ist dies nicht so zu verstehen, daß es für Eltern nicht auch schön sein darf, die Liebe ihres Kindes wahrzunehmen und zu genießen. Das entscheidende Moment ist das Maß ihrer eigenen Bedürftigkeit, ihr Hunger nach Zuneigung, den mitunter nur die eigenen Kinder zu stillen vermögen. Suchtkranke Eltern leiden an einer *Abhängigkeits*krankheit, sie sind in besonderer Weise auf ihre Kinder angewiesen. Es entwickelt sich immer eine Co-Abhängigkeit der Kinder, die eine Persönlichkeitsstörung verursacht.

Die Beziehung zwischen einem alkoholabhängigen Vater und seiner Tochter kann sich aber auch ganz anders gestalten. Nicht selten wird der suchtkranke Vater zum Tyrannen gegenüber allen Familienmitgliedern. Dabei ist mit besonders brutalen Vergewaltigungen zu rechnen. Die Trinkexzesse werden von den Familienmitgliedern mit Abscheu beobachtet, so daß die einzigen Waffen des Suchtkranken seine Rücksichtslosigkeit, seine Drohungen und seine brutalen Aggressionen sind. Er spürt, wie sich alle Familienangehörigen distanzieren und wie er zunehmend den Haß aller auf sich zieht. Eine Angst- und Schreckensherrschaft soll seine Position in der Familie stabilisieren. Zur Demonstration seiner Macht gehört, daß er nach Belieben körperliche Gewalt und massive Drohungen einsetzt und den Beischlaf erzwingt. In erster Linie ist die Ehefrau Ziel seiner Aggressionen, oft aber sind es auch die Kinder, wenn sie zum Beispiel versuchen, der Mutter zu Hilfe zu kommen. Besonders weibliche Familienmitglieder sind gefährdet, Opfer von Vergewaltigungen zu werden. Hier geht es allein um die Demonstration von Macht eines im Grunde Ohnmächtigen, denn längst ist dem Suchtkranken klar, daß er die Zuneigung aller Familienmitglieder verloren hat.

Sexueller Mißbrauch, den die Tochter auf diesem Hintergrund erleben muß, ist besonders dramatisch, da er immer mit großer Brutalität erzwungen wird, massive Angst, Panik und Ekelgefühle bei der Tochter erzeugt und besonders häufig mit Morddrohungen verbunden ist.

## *Gestörte Sexualität*

Sexualität ist bei allen Menschen ein sensibler Bereich, der für Störungen anfällig ist. Wie bereits in mehreren Fallbeispielen beschrieben, haben fast alle Opfer sexuellen Mißbrauchs mehr oder weniger starke Probleme mit ihrer Sexualität.

*Ich suchte wahllos Kontakt zu Männern, um mit ihnen zu schlafen. Es war ein gutes Gefühl, wenn ich sie beherrschen konnte, anschließend fühlte ich mich jedoch immer leer und schlecht. Sexuelle Lust konnte ich nicht erleben.*

In dieser Aussage eines Mißbrauchsopfers wird deutlich, daß Sexualität benutzt wird, um Rachegefühle auszuleben, mit dem Ergebnis, daß im Grunde die Mißbrauchsgeschichte fortgeschrieben wird. Auch der Zwang zur Wiederholung kommt hier zum Ausdruck.

Sexuelle Probleme treten bei Betroffenen manchmal erst auf, wenn Partnerbeziehungen enger werden, wenn Vertrautheit und Zuneigung wachsen. Die erlebte sexuelle Ausbeutung durch einen Menschen, der dafür zuständig gewesen wäre, Liebe, Nähe und Schutz zu vermitteln, führt zu Angst vor Nähe. Sogenannte *Flashbacks* – das sind ängstigende, schuld- und ekelbeladene Erinnerungen, Bilder aus der Vergangenheit, oft in Übereinstimmung mit entsprechenden Gefühlen – treten überfallartig auf und vertreiben Lustgefühle nachhaltig. Diese unberechenbaren Erscheinungen führen zu Orgasmusstörungen und vielfach zum Verlust jeglicher sexueller Bedürfnisse.

Häufig ist auch der Bereich der Phantasie gestört. Betroffene berichten, wenn sie den Mut finden, ihre diesbezüglichen Gedanken zu äußern, daß sich Teile des Mißbrauchs hier wiederfinden. Mit Erschrecken stellen sie fest, daß sie durch Schilderungen oder Darstellungen von Mißbrauchsszenen zwar einerseits angewidert, andererseits aber auch sexuell erregt werden. Andere verlieren sich in Tagträumen mit sadomasochistischen Inhalten. Sie halten sich deswegen oder für zwanghaftes Onanieren mit entsprechenden Phantasien für schlecht und verdorben, so als hätten die anderen doch recht damit, daß sie Schuld an dem sexuellen Mißbrauch trügen. Für sie ist wichtig zu verstehen, daß diese Störungen einzig und allein Folgen des sexuellen Mißbrauchs sind und viele Betroffene auf dieselbe Weise reagieren!

Selbst wenn andere Bereiche des täglichen Lebens befriedigend und kompetent bewältigt werden, bleibt für viele Betroffene die Sexualität ein problembeladenes Gebiet. Auch dies spiegelt sich in dem Mantel aus tausenderlei Tierfellen und -häuten.

## *Der latente Inzest*

Nicht nur der vollzogene Geschlechtsverkehr hat all die negativen Folgen, die immer wieder in der Therapie zu beobachten sind. Auch die Sexualisierung der Beziehung zwischen Eltern und Kindern hat stets dramatische Folgen:

*Frau K. wurde unehelich geboren. Sie war von der Mutter unerwünscht, da sie deren Lebenszielen im Wege stand, und verbrachte die ersten Lebensjahre bei den Großeltern mütterlicherseits. Als sie drei Jahre alt war, heiratete die Mutter einen vermögenden Partner und nahm ihr Kind zu sich. Frau K. erinnert sich daran, daß immer wieder dasselbe Motto von der Mutter ausgegeben wurde: «Wir müssen froh sein, daß dieser Mann uns genommen hat!» Folglich drehte sich die Aufmerksamkeit von Mutter und Tochter ausschließlich um die Befriedigung der Bedürfnisse des Stiefvaters.*

*Die Patientin berichtete weiter, daß sie sich sehr bald in ihren Schamgefühlen massiv verletzt fühlte, da zunächst ihr Stiefvater jede Gelegenheit nutzte, sie nackt zu sehen. Wenn sie in der Badewanne war oder auf der Toilette, mußte sie davon ausgehen, daß er plötzlich hereinkam und sie anstarrte. Als sie älter wurde, bestand sie darauf, daß die Türe abgeschlossen werden konnte. Der Stiefvater schaute daraufhin immer durch das Schlüsselloch, wenn sie sich wusch oder die Toilette benutzte. Sie entwickelte einen siebten Sinn für das, was sich vor der Badezimmertür abspielte, da sie sich wegen der zudringlichen Nachstellungen seitens des Stiefvaters nicht sicher fühlen konnte. Er berührte auch ihre Brüste und lobte ihren schönen Körper. Immer hatten seine Berührungen eine eindeutig sexuelle Tönung.*

*Mit großem Entsetzen mußte sie bei Beginn der Pubertät feststellen, daß auch die Mutter sie immer wieder durch das Schlüsselloch beobachtete. Als sie sie einmal dabei ertappte und diese ihre Handlung auf Grund der eindeutigen Überführung nicht mehr leugnen konnte, gab sie an, sie mache dies, um zu wissen, ob die Patientin unsittliche Dinge tue. Diese Begründung wurde von der Patientin jedoch nicht akzeptiert. Die Mutter sei in der gleichen Weise an ihr interessiert gewesen wie der Stiefvater, nämlich zur Befriedigung ihrer Schaulust. Ihr Dasein als Kind und Jugendliche sei immer davon geprägt gewesen, für die Bedürfnisse der Eltern herhalten zu müssen.*

*Es bestand keine echte Eltern-Kind-Beziehung. Frau K. diente als Objekt sexueller Begierden, zudem mußte sie das Image der Eltern in der Öffentlichkeit aufwerten, indem sie sich zum Beispiel in schönen Kleidern zeigte. Als erwachsene Frau wußte sie ihre weiblichen Reize gut in Szene zu setzen. In der Therapie fiel auf, wie sehr sie ihr Äußeres betonte.*

*Die Patientin entwickelte einen großen Ehrgeiz in schulischen Leistungen. Gute Schulnoten wurden jedoch von den Eltern ignoriert wie auch ihr Wunsch, eine weiterführende Schule zu besuchen. Bereits als Jugendliche bemerkte sie, daß Alkohol eine beruhigende Wirkung auf ihre innere Not ausübte. Sie trank viel zu viel und verlor immer öfter die Kontrolle über das Suchtmittel. Von großem Ehrgeiz getrieben, vermochte sie aber monatelang darauf zu verzichten, um beruflich weiterzukommen. Sie war besessen von dem Ziel, sich selbst aus der Misere herauszuarbeiten, und sie erreichte mit ihrem extremen Arbeitseinsatz, der häufig bis in die Nachtstunden dauerte, eine sehr gute Position in einem mittelständischen Unternehmen. Trinkexzesse fanden nur an den Wochenenden statt, damit sie ihrer Arbeit nachgehen konnte.*

*Frau K. bemerkte nicht, daß sich das Muster, das sie in ihrer Kindheit erleben mußte, wiederholte. Die Ausbeutung durch die Eltern, die sie als Person nicht wertschätzen konnten, wiederholte sich auf einer anderen Bühne mit anderen Schauspielern.*

*Ob der Arbeitgeber die extreme Arbeitsleistung eingefordert hat oder ob sie sie freiwillig leistete, darf unberücksichtigt bleiben, da sie förmlich zu einer Ausbeutung einlud. Auch ihr Kontakt zu Männern war von Mißbrauch gekennzeichnet. Obwohl sie schmerzhaft spürte, daß diese lediglich an ihrem Körper interessiert waren, ging sie immer wieder flüchtige Bekanntschaften ein. Am Ende dieser Affären betäubte sie sich mit Alkohol.*

*Frau K. fand eine Stelle als Sekretärin bei einem älteren Vorgesetzten, der ihr mit seiner väterlichen Art die vermißte elterliche Zuneigung entgegenbrachte. In ihm fand sie in gewisser Weise einen Vaterersatz. Sie liebte ihn in auffälliger Ergebenheit und bemühte sich, ihm alle Wünsche von den Augen abzulesen. Obwohl Frau K. diese Zeit als sehr stabil erlebte und als die glücklichste ihres Lebens bezeichnete, wird bei näherer Beobachtung deutlich, daß sie in Abhängigkeit von einem Menschen lebte, über den sie ihre emotionale Stabilität bezog. Sie lebte nicht aus sich selbst heraus, sondern förmlich durch ihren Vorgesetzten. Als dieser starb, war ihr Schmerz extrem, immer wieder betäubte sie sich mit Alkohol. Sie konnte seinen Tod nicht verarbeiten. Oft besuchte sie heimlich sein Grab; denn sie fürchtete, von den Angehörigen gesehen zu werden.*

*Wieder ging sie verschiedene kurze Beziehungen ein, ohne tiefere gefühlsmäßige Beteiligung. Als sie schwanger wurde, wollte sie zwar das Kind behalten, jedoch keinesfalls den Vater heiraten. Die Tochter, die sie dann gebar, gab sie bei ihrer Mutter in Pflege, die zu ihrem Erstaunen mit abgöttischer Liebe an ihrem Enkelkind hing. Schmerzlich war für die Patientin zu erleben, daß ihre Mutter plötzlich in der Lage war, ihrem Enkelkind all die Zuneigung und Fürsorge zu geben, die sie selbst von ihr so sehr vermissen mußte. Es traten heftige Eifersuchtsgefühle dem eigenen Kind gegenüber auf, die sie sich wiederum nicht verzeihen konnte.*

Wie in dieser Lebensgeschichte deutlich wird, kann Mißbrauch auch auf subtile, nach außen verdeckte Weise stattfinden. Für die Psyche eines Menschen ist er ähnlich verhängnisvoll wie der vollzogene sexuelle Mißbrauch. Schon die Tatsache, daß Frau K. als Kind unerwünscht war, verursacht eine tiefe Störung der Persönlichkeit. Der latente sexuelle Mißbrauch ihrer schaulustigen Eltern verschärfte das Problem. Die Folgen lassen sich in den gestörten Partnerbeziehungen wiederfinden wie auch in dem großen Bedürfnis der Patientin, sich durch ihr Äußeres in Szene zu setzen, und schließlich in ihrem übermäßigen Arbeitseinsatz.

An der Beziehung zum väterlichen Vorgesetzten wird deutlich, daß die Patientin in sich selbst eine stabile, eigenständige Identität vermißt. Das Selbstwertgefühl muß immer über andere hergestellt werden. Ihre unausgesprochene bange Frage lautet immer: «Bin ich in deinen Augen o. k.? Mache ich alles zu deiner Zufriedenheit? Mache ich alles richtig? Genüge ich dir?» Sie bleibt abhängig von der Meinung ihrer Mitmenschen, bei denen sie Halt und Sicherheit sucht. Ihre innere Unsicherheit ist keineswegs eine Frage der Intelligenz, sondern Folge der instabilen Beziehung zu den Eltern, die nicht zulassen konnten, daß sie eigenständig wurde. Statt Wertschätzung, Unterstützung und wirklicher Zuneigung um ihrer selbst willen zu erhalten, mußte sie erleben, daß sie nur dann existenzberechtigt war, wenn sie absolut den Bedürfnissen der Eltern entsprach.

Schon früh wurde sie offen für das Elend der Mutter verantwortlich gemacht, die durch ihre Geburt auf so vieles *verzichten* mußte. Hierdurch entwickelte Frau K. quälende Schuldgefühle. Diese waren wie ständige Begleiter, die zu ihrem Lebensgefühl dazugehörten; sie waren nur dadurch zu mildern, daß sie den Erwartungen der Eltern noch perfekter entsprach. Ein eigenes Ich konnte sich so nicht entwickeln.

In allen engeren Beziehungen waren die Folgen der gestörten Persönlichkeitsentwicklung zu erkennen. Immer mußte sie darauf achten, daß ihr Gegenüber mit ihr zufrieden und einverstanden war. So versuchte sie auch in der Therapie, den Erwartungen aller Gruppenmitglieder gerecht zu werden. Dies war natürlich unmöglich und führte zu Konflikten in der Gemeinschaft – die jedoch für die therapeutische Arbeit sehr wichtig waren.

Das ausbeuterische Verhalten der Eltern, die durch sie ihre Schaulust befriedigten, blieb im Leben der Patientin auch in der Weise wie ein Brandzeichen erkennbar, daß sie immer wieder andere Menschen dazu brachte, sie zu mißbrauchen. Sie kleidete sich aufreizend, war aber erbost über Männer, die anzügliche Bemerkungen machten oder sie anstarrten. Sie war dem Zwang der Wiederholung ausgeliefert, der darin besteht, als Betroffene das Drama so lange wiederholen zu müssen, bis Erlösung, Heilung stattfindet, beispielsweise durch die Aufarbeitung in einer Therapie.

Der Sinn dieses Wiederholungszwangs läßt sich so verstehen, daß tief im Inneren des Menschen das unerledigte Problem, die Kränkung oder das Trauma nach Erlösung schreit. Der Mensch hat immer eine tiefe Sehnsucht nach Konfliktfreiheit und Ganzheit. Ist diese Harmonie gestört – und dies ist immer der Fall, wenn ein Mensch nicht zum direkten Ausdrücken des Schmerzes im Kontakt mit anderen in der Lage ist, wenn er nicht trauern und sich dadurch Erleichterung verschaffen kann –, dann kennt das Unbewußte nur einen Weg: das Drama immer wieder zum Ausdruck zu bringen. Das Leid und der Schmerz werden aber meist nicht als *Aufforderung* verstanden, sich um das tieferliegende Problem zu kümmern, und der Teufelskreis bleibt erhalten. So ging die Patientin immer wieder oberflächliche Beziehungen ein, wodurch sie sich letztlich immer leerer und minderwertiger fühlte. Sie habe sich dagegen gewehrt, habe aber immer wieder erleben müssen, daß etwas in ihr existierte, das stärker war als sie selbst und sie dazu brachte, selbstzerstörerisch zu handeln. Beziehungen bestanden für sie vor allem darin, sich völlig abhängig zu machen, sich darin zu verlieren. Da dieses Sich-Verlieren aber große Angst hervorrief, wehrte sie alle Männer ab, die eine echte Beziehung aufnehmen wollten.

Mit dem Begriff «Opferidentität» meine ich eine bestimmte Haltung, die sich wie ein roter Faden durch das Leben von Menschen zieht, die tief in ihrem Inneren davon überzeugt sind, Opfer zu sein und für immer zu bleiben. Die Opferrolle ist für solche Menschen in einer Weise zur Normalität geworden, daß sie sie meist überhaupt nicht wahrnehmen. Wenn sie zum erstenmal mit diesem Thema konfrontiert sind, weisen sie eine solche Feststellung daher häufig als Zumutung zurück.

Damit sich eine Opferidentität bildet, müssen in der Kindheit bestimmte traumatische Ereignisse, also tiefe seelische Verletzungen, stattgefunden haben, die entscheidend zu einer Verkümmerung des Selbstwertgefühls führten – plakativ ausgedrückt, wurde die Seele, die wahre Persönlichkeit, ermordet. Sexueller Mißbrauch, aber auch psychische Formen des Mißbrauchs in der Familie können eine solch tiefgehende Verletzung verursachen, die die Entwicklung eines gesunden Selbstwertgefühls verhindert. Die Opferidentität füllt quasi die Lücke und tritt als Ersatz für eine gesunde Identität an die Stelle eines stabilen, selbstbewußt handelnden Ichs, das sich bei einer unbelasteten Entwicklung gebildet hätte. Diese «Ersatzidentität» war für das Kind notwendig, um mit einer äußerst schwierigen Lebenssituation fertig zu werden, sie ermöglichte es ihm zu überleben. Weil sie so wichtig war, hat sie die Persönlichkeit dermaßen stark geprägt, daß sie lebensbestimmend bleibt, auch wenn die Bedrohung vorüber ist. Sie ist nun nicht mehr hilfreich, sondern hemmt und verhindert die freie Entfaltung der Persönlichkeit.

Die linke Zeichnung stellt eine relativ «normale» Persönlichkeit dar, die nicht vollkommen rund ist, weil ein Mensch niemals vollkommen sein kann. Jeder hat Ecken und Kanten, Fehler und Störungen, die ihn mehr oder weniger belasten. Menschen mit einer Opferidentität sind jedoch so stark an der Entwicklung ihrer eigentlichen Persönlichkeit gehindert wor-

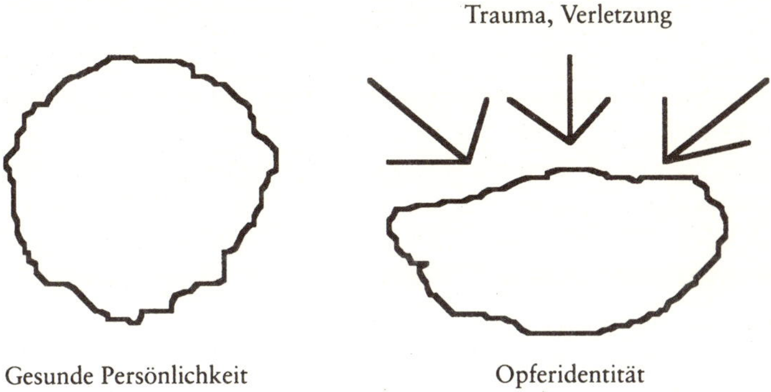


den, daß die «Ersatzidentität» des Opfers diese Lücke dauerhaft gefüllt hat.

Solche Menschen haben selten oder nie für längere Zeit Glück erfahren und sind tief in ihrem Inneren überzeugt, daß sie kein Recht darauf haben. Mitunter sind sie zu großen Anstrengungen in der Lage und erreichen mit viel Energie in kürzester Zeit Beachtliches, aber sie werden das Erreichte wieder zerstören müssen. Sie scheitern in Beziehungen, weil sie mit traumwandlerischer Sicherheit den Partner finden, der sie enttäuscht und den sie selbst enttäuschen werden.

Dies zeigt sich in der Therapie besonders deutlich. Zunächst sehen gewisse Menschen mit Opferidentität in ihrer Therapie eine neue Chance, um endlich erfolgreich zu werden. Sie verhalten sich konstruktiv, und die Opferidentität rückt in den Hintergrund. So kann der Eindruck entstehen, daß es sie überhaupt nicht gibt. Wird jedoch ein Lebensabschnitt oder der gesamte Lebenslauf untersucht, fällt auf, daß an diesen Menschen das Pech förmlich zu kleben scheint. Immer wieder geraten sie an grausame, ungerechte Partner, sadistische Vorgesetzte, in widrigste Lebensumstände.

Manchmal zeigt sich in der Therapie die Opferidentität jedoch sehr schnell. Mit Passivität, mit offensichtlichem Selbstmitleid, mit anklagender und jammernder Stimme demonstriert der oder die Betroffene, daß er/sie das Leben nicht allein meistern kann. Gesucht wird jemand, der vermeintlich stärker ist, der die schwere Bürde abnimmt und ihn oder sie durchs Leben schleppt.

Mitunter läßt sich die Opferidentität in kleinen Szenen des alltäglichen Lebens beobachten:

*Herr H., ein Mißbrauchsopfer, hat während der stationären Entwöhnungsbehandlung einen Arzttermin. Da er zu spät in der Praxis erscheint, kann er nicht mehr behandelt werden. Er ist böse auf den Arzt, der ihn nicht empfängt, und findet nun, der Grund, weswegen er ärztliche Hilfe in Anspruch nehmen wollte, sei nicht mehr so wichtig, und er verzichte lieber völlig auf eine Behandlung. Wenig später meldet er ein Problem in der Gruppentherapie an. Da andere Gruppenmitglieder ebenfalls Themen bearbeiten möchten, wird sein Thema zurückgestellt. Herr H. ärgert sich darüber, setzt sich jedoch nicht dafür ein, daß sein Thema Vorrang hat.*

Die Opferidentität ist bei Herrn H. zu einem perfekten System geworden, das von ihm als solches überhaupt nicht mehr erkannt wird. In den geschilderten kleinen Szenen ist sein Bemühen zu erkennen, an seiner Situation etwas zu verbessern: er sucht den Arzt auf; er meldet in der Gruppentherapie ein Problem an, das er besprechen möchte. Letztlich gelangt er jedoch nicht ans Ziel, weil sich offensichtlich weder der Arzt noch Gruppenmitglieder und Therapeuten um ihn kümmern. Daß seine Anliegen nicht gleich erfüllt wurden – weil er zu spät kam, weil andere auch Anspruch erhoben auf Berücksichtigtwerden in der Gruppe –, bestätigt lediglich die tiefe Überzeugung: Alle sind gegen mich! Er fühlt sich zurückgewiesen und erkennt nicht seine eigenen Anteile, die zum Scheitern führten. Wenn er über seine Situation nachsinnt, sind seine Gedanken etwa folgende: «Immer bin ich der Dumme; immer passiert nur mir Unglück; andere haben es leichter; die Welt ist ungerecht; immer wenn ich mich wehre, geschieht nur noch Schlimmeres; ich bekomme nie recht; ich kann es nie jemandem recht machen; das Leben ist sinnlos; immer wenn ich ein gutes Gefühl habe, ist die nächste Katastrophe nicht weit ... »

Typisch für die Opferidentität ist die Überzeugung, daß das Leben grundsätzlich beschwerlich ist. Wenn man allerdings genauer hinsieht, so haben es sich die Betroffenen in ihrem Elend bequem gemacht. Sie müssen sich nicht ändern, weil sie ja vermeintlich unvermeidbar das Opfer sind. Andere werden für ihr Elend verantwortlich gemacht, so haben sie immer einen Schuldigen, der sie vom erfüllten Leben fernhält (Partner, Eltern, Vorgesetzte usw.), und eine Erklärung für ihr ständiges Pech. Diese Schuldzuweisung hängt damit zusammen, dass sich tief in ihrem Innern eine Kränkung findet, die (meist unbewußt) nicht verziehen wurde. Es erscheint leichter, in der Opferidentität zu verharren, als Hilfe anzunehmen und einen Weg aus Selbstablehnung und Destruktion zu suchen.

Menschen mit einer Opferidentät können mit ihren Gefühlen schlecht umgehen. Bestimmte Gefühle sind blockiert, und häufig fällt es ihnen schwer, Ärger, Trauer, Angst oder Freude zum Ausdruck zu bringen. Ein innerlicher Groll nagt an ihnen, den sie aber nicht benennen können. Sie sind verletzlich, können sich aber nur schlecht wehren gegen Kränkungen. Die Wut, die sie empfinden, richten sie daher häufig gegen sich selbst. Wenn sie sich wehren, tun sie dies unangemessen und machen sich damit angreifbar, also zum Opfer. Menschen mit Opferidentität arbeiten mitunter hart, erreichen eventuell einiges, müssen ihre Erfolge jedoch unbewußt wieder zerstören und scheitern so letztlich.

Paarbeziehungen gestalten sich schwierig. Es wurde schon erwähnt, daß das Verhalten von Menschen mit einer Opferidentität andere Menschen dazu einlädt, sie zu mißbrauchen oder auszunutzen, entsprechend suchen sie auch häufig Partner, die sie dominieren und für ihre Zwecke benutzen. Da sie unfähig sind, Entscheidungen zu treffen, delegieren sie diese an ihre

Partner. Wegen ihrer Anfälligkeit für Schuldgefühle sind sie zudem leicht zu manipulieren und zu übervorteilen.

Für Menschen mit einer Opferidentität gibt es nur die Alternative Domination oder Unterwerfung. Im Umgang mit Schwächeren heißt dies, daß sie oft die Täterrolle einnehmen und selbst andere Menschen mißbrauchen – und damit ihr eigenes tragisches Schicksal weitergeben.

Merkmale der Opferidentität finden wir, wie schon erwähnt, häufig bei Menschen, die in der Kindheit sexuellen Mißbrauch erleben mußten oder emotional mißbraucht wurden. Wir finden sie auch häufig bei Suchtkranken. Überhaupt kann man bei Sucht und sexuellem Mißbrauch in vielen Bereichen große Ähnlichkeit feststellen. Eine deutliche Parallele ist die tiefe Wut, die im Innern der Persönlichkeit wie blockiert, wie festgefroren auf Entladung, auf Erlösung wartet. Da dieser Prozeß, wie sich zeigen wird, sehr schmerzhaft und ängstigend ist, wird er häufig vermieden.

*Frau L., eine suchtkranke Patientin mit langandauernder Mißbrauchserfahrung während der Kindheit und in Beziehungen, in denen sie dem Partner hörig war, wurde eine Verlängerung der stationären Therapie angeboten, die sie kategorisch ablehnte. Bei der Auseinandersetzung mit dem Thema Therapieverlängerung wurde deutlich, daß es für Frau L. nur zwei Möglichkeiten – im Grunde zwei gegensätzliche Reaktionen auf denselben Konflikt – gab zu reagieren: nämlich mit Trotz: «Ich will die Verlängerung auf keinen Fall» oder mit Anpassung: «Wenn ich hierbleiben würde, würde ich nur wieder nachgeben.» Für alle logischen Argumente war sie nicht zugänglich. Der eigentliche Grund für ihre Ablehnung war ihre Angst, mit schmerzhaften Gefühlen in Kontakt zu kommen.*

Menschen mit Opferidentität fällt es schwer, Hilfe anzunehmen. Sie meinen oft, alles alleine schaffen zu müssen. Besonders vor entscheidenden Schritten (die bei der Auseinandersetzung mit dem Märchen noch deutlich werden), welche die Opferidentität auflösen würden, schrecken sie zurück, weil sie bedrohlich und mit Schuldgefühlen verbunden sind.

Im Märchen von Allerleirauh kommt die Opferidentität in verschiedenen Bildern zum Ausdruck: im Mantel aus tausenderlei Fellen und dem rußgeschwärzten Gesicht, dem Leben unter der Treppe in einem Verschlag, dem Verrichten aller niedrigen Arbeiten und nicht zuletzt in ihrer Aussage, daß sie nur dazu da sei, daß man ihr die Stiefel um die Ohren schmeiße. Im Märchen ist allerdings – verborgen unter der Opferidentität – immer noch die wahre Identität, die Prinzessin mit den goldenen Haaren, das Kind der Liebe zu erkennen. Dies ist im wirklichen Leben meist anders. Betroffene haben sich mit ihrem Leid in einer Weise identifiziert, daß sie keine Ahnung von ihrer wahren Identität haben. Das erschwert den Heilungsprozeß zusätzlich. Das Märchen kann hier in besonderer Weise helfen: Für Menschen, die einen Ausweg aus der Opferidentität suchen, ist es wichtig zu wissen, daß tief in ihrem Innern ihre eigentliche Persönlichkeit unversehrt geblieben ist. Sie existiert und will erlöst werden. Eine der stärksten Energien des Menschen ist sein Glaube. Der Glaube an das Negative verhindert jeden Versuch, sich aus der Opferidentität zu befreien. Die vielen halbherzigen Versuche der Betroffenen, die scheitern *müssen,* verfestigen den alten Glauben. Jetzt haben sie sich wieder einmal bewiesen, daß es für sie keine Rettung gibt.

Heilung ist nur möglich, wenn ein positives Bild seiner selbst in der Vorstellung des Betroffenen an Stärke gewinnt und auch erhalten bleibt. Mystiker und Weise aller Zeiten wußten und wissen, daß starke innere Bilder die Tendenz haben, sich in der Realität zu verwirklichen. Das Bild der Prinzessin im Märchen kann für die Seele ein Wegweiser sein. Dazu muß aber die Frage beantwortet werden, wie es gelingen kann, das positive innere Bild von der eigenen Schönheit und Unversehrtheit zu erzeugen und mit der notwendigen Stärke in der Realität Wirklichkeit werden zu lassen.

# Der Tanz im Ballsaal

Erlösung findet in den Märchen erst nach einem längeren, nicht selten qualvollen Prozeß statt. Das Märchen «Allerleirauh» tritt in eine entscheidende Phase, als Allerleirauh beschließt, am Fest, das der König veranstaltet, teilzunehmen. Zunächst sieht es so aus, als wolle sie die Erlösung gar nicht. Eine merkwürdige Zwiespältigkeit ist zu beobachten. Einerseits nimmt Allerleirauh viel auf sich: Sie beeilt sich sehr, den Ruß abzuwischen, das Kleid, so golden wie die Sonne, anzuziehen und für einen kurzen Tanz in den Festsaal zu eilen. Andererseits hat sie nichts Dringenderes zu tun, als am Ende des Tanzes ihr Ställchen aufzusuchen und in die alte Rolle zu schlüpfen.

Warum, möchte man fragen, zeigt sich die Prinzessin nicht einfach in ihrer wahren Identität? Kein Mensch würde daran zweifeln, daß sie eine Königstochter ist. Ihr wunderschönes Kleid, ihre Erscheinung, alles würde sie als Abkömmling eines Königshofes ausweisen. – Doch da ist etwas, das wie ein Fluch auf ihr lastet und eine dauerhafte Verbindung mit dem König unmöglich macht!

Wieder dürfen wir davon ausgehen, daß es ein inneres Geschehen ist, das sich in dem merkwürdigen Verhalten Allerleirauhs ausdrückt. Tatsächlich spiegelt sich in diesem Bild ein Teil des inneren Zustands von Patientinnen, die sexuellen Mißbrauch erleben mußten, sehr genau. Häufig haben sie große Sehnsucht nach Kontakt, nach Partnerschaft und Zuneigung und signalisieren dies auch durch Kleidung und Verhalten, doch empfinden sie gleichzeitig panische Angst vor Sexualität, emotionaler Nähe und Körperkontakt. Durch diesen Zwiespalt werden engere Partnerbeziehungen massiv beeinträchtigt oder sogar unmöglich. Die Angst oder die Abscheu vor Sexualität, die Unfähigkeit, sie zu genießen, sind Folgen des erlebten Traumas. Die dramatischen Ereignisse wurden nicht verarbeitet, und daher brechen in entsprechenden Situationen Erinnerungen auf, einschließlich der erlebten Körperempfindungen, der Scham- und Ekelgefühle, der Angst und der Panik. Betroffene können intime Kontakte oft nur unter Alkoholeinfluß ertragen oder genießen. Frau E., eine mißbrauchte, suchtkranke Patientin, schildert dies so:

*Zur Intimität mit meinem Mann gehörte wie selbstverständlich Alkohol. Nachdem ich abstinent wurde, veränderten sich meine Gefühle. Wenn ich mit ihm schlafen wollte, hatte ich plötzlich die alten Bilder wieder vor Augen: Die Erinnerungen an sexuellen Mißbrauch durch meinen Vater wurden in einer Weise lebendig, daß ich glaubte, alles noch einmal zu erleben. Ich war wie blockiert, voller Ekel und Entsetzen.*

Eine andere Patientin berichtet während der Entwöhnungsbehandlung:

*Die ganze Zeit sehne ich mich nach meinem Mann. Doch jetzt, wo er bald kommt, wird meine Angst immer stärker. Ich weiß, wie sehr er darunter leidet, wenn ich nicht mit ihm schlafen will. Früher habe ich mich immer betrinken müssen, um dies über mich ergehen lassen zu können. Ich will ihn nicht verlieren, und ich mache mir große Vorwürfe, wenn ich ihm nicht gerecht werde. Ich bin verzweifelt!*

Die Zwiespältigkeit, die sich im Verhalten von Allerleirauh ausdrückt, ist eine Folge des Seelenmords, der das Eingehen vertrauensvoller gleichberechtigter Beziehungen zunächst unmöglich macht. Das Bild der Prinzessin, die immer wieder einen Versuch unternimmt, mit dem König Kontakt aufzunehmen, dazu letztlich jedoch nicht in der Lage ist, entspricht genau der Lebenswirklichkeit vieler Betroffener.

Alle Menschen, an denen Seelenmord stattfand, mußten Überlebensstrategien entwickeln. Die Flucht der Prinzessin im Tiermantel in den hohlen Baum und in die Rolle der Dienstmagd, die unter der Treppe lebt und zu nichts anderem nutze ist, als daß ihr «die Stiefel um die Ohren geworfen werden», haben wir als Bild des Leidensweges eines sexuell mißbrauchten Mädchens beziehungsweise einer sexuell mißbrauchten Frau verstanden. Aus tiefster Verzweiflung mußte sie ihre eigene Persönlichkeit aufgeben und eine andere Identität annehmen – die Identität des Opfers. Dieser Vorgang ist tatsächlich eine Flucht, doch was bleibt einem Menschen übrig, als vor soviel erwachsener Übermacht und mitunter Brutalität zu fliehen?

Die jahrelang aufrechterhaltene Identität, die die Identität des Opfers ist, will sich nicht so leicht abstreifen lassen. Dies liegt nicht zuletzt daran, daß ein dermaßen verletzter Mensch damit in seinem Elend eine bestimmte Form von Sicherheit gefunden hat. Es ist allerdings eine Scheinsicherheit, die ihn letztlich weiterleiden läßt. Für Außenstehende und Unbeteiligte ist dies häufig nicht nachvollziehbar. Warum fügen sich Menschen selber Leid zu? Warum verletzen sie sich selbst? Warum tun sie Dinge, die sie ins Elend bringen müssen? – Folgen wir in unserer Deutung den Bildern des Märchens, läßt sich eine Antwort finden.

Der Heilungsprozeß von Allerleirauh beginnt mit dem ersten Versuch, sich in ihrer wahren Identität zu zeigen. Endlich hat sie den Mut, ihre unterwürfige Rolle zu verlassen und in ihrer wahren Schönheit aufzutreten: Sie geht in ihren Verschlag unter der Treppe, wäscht sich geschwind die schwarze Farbe ab und legt das Kleid, so strahlend wie die Sonne, an. Als sie den Ballsaal betritt, treten alle zurück und glauben, es sei eine Prinzessin, die das Fest besuche. Und der König tanzt mit ihr! Ab diesem Zeitpunkt, so müßte man annehmen, hat sich das Problem gelöst. Der König ist von ihrer Erscheinung in einer Weise beeindruckt, daß es jetzt ein Happy-End geben muß! «So schön haben meine Augen noch keine gesehen», dachte er in seinem Herzen. – Was steht also dem Glück noch im Wege?

Offensichtlich ist es die innere Befindlichkeit von Allerleirauh, die zu diesem Zeitpunkt noch keine Partnerschaft erlaubt. Sie muß vor dem König fliehen, und dies geschieht in großer Angst. Es ist noch ein weiter Weg bis zu einer Heilung oder Erlösung, aber es ist etwas in Bewegung geraten, und damit ist unendlich viel gewonnen. «Wer nicht wagt, der nicht gewinnt», dieses Sprichwort ist gerade für Allerleirauh lebensrettend, denn es ist geradezu tödlich für die echte Persönlichkeit, nichts zu wagen! Tatsächlich bleiben viele Menschen, die sexuellen Mißbrauch erleben mußten, bildlich gesprochen unter der Treppe in einem Verschlag wohnen. Sie leben weiterhin in ihrer Opferidentität und sehen keinen Ausweg.

Fühlen wir uns in Allerleirauh ein, wird die enorme Zwiespältigkeit verständlich. Das Mädchen geht ein hohes Risiko ein, wenn sie als niedrigste Dienstmagd im prachtvollen Kleid mit dem König tanzt. Tatsächlich haben Menschen wie Allerleirauh immer Angst, nicht zu genügen; denn es könnte entdeckt werden, daß sie sich in Wirklichkeit klein, erniedrigt, zerbrochen fühlen – so wie Allerleirauh, die zu nichts gut ist, als daß ihr «die Stiefel um den Kopf geworfen werden».

Im Märchen wacht der Koch darüber, daß die Prinzessin in der Rolle der unterwürfigen, tierähnlichen Kreatur ihre Arbeit tut. Menschen, die sexuellen Mißbrauch an sich selbst erleben mußten, haben solche innere Instanzen, die Teil ihres Ichs geworden sind und zunächst stärkeren Einfluß haben als ihre echte Persönlichkeit. Der Koch ist Teil der Opferidentität, und man darf ihn als Widersacher des Königs verstehen. Der Koch will, daß alle niedrigen Arbeiten verrichtet werden, der König will Allerleirauh in ihrer wahren Schönheit für sich gewinnen. Lange Zeit wird der Koch siegen, das heißt, es ist vor allem die Angst, die Allerleirauh immer wieder zurück in ihre Rolle zwingt.

Allerleirauh läßt den König mit seinem Begehren zurück. Sie tut dies nicht, um ihm zu schaden, sondern weil sie noch keine feste Beziehung einzugehen vermag. Manche mißbrauchten

Frauen wecken das Begehren der Männer ganz bewußt, ohne es zu befriedigen, und rächen sich damit an dem Täter, den sie in allen Männern erblicken. Sie vermögen noch keine reife Partnerschaft einzugehen, solange sie ihre Mißbrauchserfahrung nicht in genügender Weise bearbeiten und integrieren konnten. Oft wird beobachtet, daß sie sich auffällig kleiden, zum Beispiel extrem kurze Röcke tragen, grelle Schminke verwenden, und damit den Eindruck erwecken, schnell die Bekanntschaft eines Partners machen zu wollen. Sie haben aber ein anderes Ziel. Frau M., die in der Bearbeitung ihrer Mißbrauchserfahrung Fortschritte machte, schildert ihr früheres Verhalten:

*Ich trug die kürzesten Miniröcke, die zu haben waren, stellte meine weiblichen Reize mit engen Pullis zur Schau. Mehrmals täglich wechselte ich die Kleidung. Einerseits war dies ein Protest gegen meine Eltern, die sich fürchterlich über mein Verhalten aufregten, und andererseits ein Mittel, Männer auf mich aufmerksam zu machen, um sie dann, wenn sie Feuer gefangen hatten, zu kränken und zu erniedrigen. Heute weiß ich, daß ich auf diese Weise Rache nahm für alles, was mein Vater mir angetan hatte.*

Frau M. hatte die Hintergründe ihres Fehlverhaltens verstanden und begonnen, sich selbst Rechenschaft zu geben, wie viele Männer sie mit ihrem Verhalten verletzt hatte. Sie hatte auch ihr aufreizendes Verhalten sowie die auffällige Kleidung korrigiert. Zunächst geriet sie in große gefühlsmäßige Unsicherheit, da sie sich jetzt im Kontakt mit Männern ständig fragte, ob sie nicht schon wieder, auch in völlig harmlosen Gesprächen, unbewußt ihren alten Rachegelüsten folgte. Dies führte sie in ständige Selbstzweifel. Sie ertappte sich zum Beispiel dabei, zu Männern abweisend, schroff und unfreundlich zu sein. Nicht selten vermied sie nun den Kontakt zu Männern grundsätzlich. Positiv war, daß sie ihre Selbstunsicherheit in der Therapiegruppe bearbeiten konnte.

In der Fallschilderung ist zu erkennen, daß die Verunsicherung tief ist und zunächst in die Irre führen muß. Frau M. kann ihrer Wahrnehmung nicht trauen, sie bedarf hierfür der Orientierung und Unterstützung. Der Versuch, alleine mit der Mißbrauchserfahrung fertig werden zu wollen, ist nur zu oft zum Scheitern verurteilt. Gegen Ende der Märchendeutung werden wir uns über die Voraussetzungen, die erforderlich sind, damit Frau M. Männer nicht mehr mißbrauchen muß, um ihre Rache auszuagieren, genauer im klaren sein.

Folgen wir den Prinzipien seelischer Gesetze, so geht die Energie einer so tiefen Kränkung, wie sie sexueller Mißbrauch immer darstellt, nicht verloren. Im Falle von Frau M. richtete sich diese Energie auf andere Männer, die stellvertretend für den Vater bestraft wurden. Sie waren zwar Unbeteiligte, dennoch erreichte die Patientin es, sich über sie zumindest kurzfristig Erleichterung zu verschaffen. Die erlittene Kränkung ist damit natürlich nicht aufzuheben, und so ist es nicht verwunderlich, daß dieser Weg, sich über die Kränkung anderer Erleichterung zu verschaffen, immer wieder gewählt werden muß. Tief in ihrem Innern wußte die Patientin schon immer, daß sie Männer mißbrauchte, um ihre Wut an ihnen abzureagieren. In der Therapie beschrieb sie ihr Verhalten als eine Sucht, einen Zwang, sich immer wieder entsprechend zu verhalten. Es ist verständlich, daß sich durch das Verhalten der Patientin ihre ursprünglichen Schuldgefühle weiter verstärkten und daß sie sich immer verwerflicher, schmutziger und minderwertiger empfand. Schließlich ging sie verschiedene engere Bindungen mit gewalttätigen Männern ein. Damit erreichte sie, daß sich die Aggression wieder gegen sie selbst wandte.

Viele, fast alle Prostituierten haben während ihrer Kindheit sexuelle Mißbrauchserfahrungen machen müssen. Oft ist Prostitution als Versuch zu verstehen, Macht über den Mann zu gewinnen. Jetzt ist es das ehemalige Opfer, das den Preis bestimmt, Männer im Grunde tief verachtet und ihre sexuelle Gier dazu benutzt, sie nach Belieben zu manipulieren. Doch der Preis für diese

Form der Rache – die persönliche Verelendung – ist hoch. Den engen Zusammenhang zwischen Prostitution und sexuellem Mißbrauch zeigt der Psychoanalytiker Mathias Hirsch, der sich mit dem Inzestthema befaßte. Er beschreibt einen Fall, in dessen Verlauf einer Prostituierten der Zusammenhang zwischen ihrem sexuellen Mißbrauch und der Prostitution erklärt wurde; sie war daraufhin nicht mehr fähig, diesem Gewerbe nachzugehen.

Der Heilungsprozeß beginnt, folgen wir den Bildern des Märchens, mit Irrtümern. Wenn die Versuche auch zunächst scheitern, müssen sie doch als vitale Antriebe verstanden werden, als innere Energie, die zur Veränderung drängt. Sexuell mißbrauchte Menschen leiden, wie bereits erwähnt, unter quälenden Symptomen, die letztlich ausdrücken, daß tief im Innern eine Kränkung, ein Trauma auf Heilung, auf Erlösung wartet. Diese Energie, die bisher nur destruktiv benutzt wurde, gilt es positiv für die Heilung einzusetzen. Besonders deutlich wird dies an den drei Symbolen – dem goldenen Ring, dem goldenen Spinnrad und dem goldenen Haspelchen –, die Allerleirauh mit auf die Flucht nimmt. Sie verdienen eine genaue Betrachtung, denn sie sind für den Genesungsprozeß von entscheidender Bedeutung.

# Der goldene Ring, das goldene Spinnrad und das goldene Haspelchen oder: Die Heilung

Der Ehering versinnbildlicht die Zusammengehörigkeit der Partner. Der *goldene Ring,* den Allerleirauh aus dem Elternhaus mitgenommen und gut versteckt aufbewahrt hat, weist darauf hin, daß tief in ihrem Inneren die Fähigkeit angelegt ist, eine feste Beziehung einzugehen. Diese Anlage kann aber zunächst nicht in einer realen Beziehung gelebt werden. Im Märchen kommt dies darin zum Ausdruck, daß Allerleirauh vor dem König immer wieder fliehen und ihren Rauhtierchenpelz anziehen muß.

Damit ein Mensch eine Partnerbeziehung leben kann, muß er vor allem unabhängig, erwachsen und selbstbestimmt geworden sein. Menschen, die ihre traumatischen Erfahrungen aus der Kindheit später nicht lösen konnten, werden die Probleme, die sie mit den Eltern und mit sich selbst haben, mit hineinnehmen in die Partnerschaft. Denn auch die Wahl des Partners ist dem Wiederholungszwang, diesem unerbittlichen seelischen Gesetz, unterworfen. So werden sie genau den Partner wählen, mit dem sie das Problem, das sie mit einem Elternteil nicht zu lösen vermochten, wiederholen müssen – natürlich mit der unbewußten Herausforderung, es zu lösen und damit endlich die innere Harmonie herzustellen. Das Problem bleibt aber gerade deshalb ungelöst, weil der Partner in entscheidender Weise die gleichen Störungen aufweist wie der Elternteil. So tragen beide Partner unbewußt dazu bei, ihre Dramen zu wiederholen. – Was kann aber getan werden, um diesen Teufelskreis zu durchbrechen?

Der Ring steht auch für Einheit und Ganzheit. Die zerrissene Persönlichkeit von Allerleirauh bedarf dringend der Heilung, es bedarf der Wiederherstellung ihrer wahren Identität, ihrer seelischen Schönheit, ihrer Unschuld. Der goldene Ring gibt zudem die Richtung an: die Heirat mit dem König. Dies jedoch dürfen wir nicht konkret verstehen, das Märchen spricht in Bildern. Die Heirat mit dem König muß zuerst im Innern des Menschen stattfinden, dessen Beziehungsfähigkeit durch einen Mißbrauch tief verletzt worden ist; er muß sich mit seinen eigenen männlichen Fähigkeiten verbinden. An dieser Stelle sei erst angedeutet, was das heißt: die Entwicklung eines guten Selbstwertgefühls sowie innerer Zufriedenheit, kurz, die Sicherheit einer in sich ruhenden erwachsenen Persönlichkeit. Damit ist auch die Liebesfähigkeit gewonnen. Dies ist aber nur zu erreichen, wenn ein Mensch seine inneren Schwierigkeiten erkennt und Lösungen findet.

Das *Spinnrad* findet sich in vielen Märchen, zum Beispiel im «Schneewittchen» oder im «Rumpelstilzchen». Das ist nicht erstaunlich, denn es war eines der wichtigsten Arbeitsgeräte der bäuerlichen Gesellschaft. Besonders Frauen verbrachten viele Stunden damit, aus Schafwolle oder sonstigen Fasern einen möglichst gleichmäßigen Faden zu spinnen. Viel Geduld war erforderlich, um genügend Garn zu spinnen, damit daraus ein Kleidungsstück hergestellt werden konnte.

Betrachten wir diesen Prozeß genauer: Aus einem wirren Haufen eines Rohmaterials wird auf dem Spinnrad ein fester, zusammenhängender Faden gesponnen, der dann auf einer *Haspel* aufgewickelt und säuberlich geordnet wird. Erst jetzt kann der Faden verwendet werden. Das Märchen drückt hier in seiner Bildersprache einen Prozeß aus: Die Innenwelt und das Leben von Menschen wie Allerleirauh sind sehr verworren, ungeordnet und chaotisch, so daß es zur Heilung notwendig ist, daraus einen stabilen Faden zu spinnen, der das Chaos zu ordnen und daraus herauszuführen vermag. Nicht nur die *Beziehungsfähigkeit* (den goldenen Ring), sondern auch die *Fähigkeit, das Chaos zu ordnen* (ihr goldenes Spinnrad) *und einen roten Faden herzustellen, der aus dem inneren Drama herausführt* (das goldene Haspelchen), hat Allerleirauh aus ihrem Elternhaus gerettet und versteckt aufbewahrt. Daß die drei Symbole aus Gold sind, weist auf ihren großen Wert und auf ihre Unzerstörbarkeit hin. Mit anderen Worten: Tief in der Seele der Mißbrauchsopfer sind diese Fähigkeiten vorhanden, verborgen nicht nur vor den anderen Menschen, sondern auch vor den Betroffenen selber. Da Märchen tief aus der Seele kommen und psychische Prozesse exakt beschreiben und wiedergeben, darf von einer Autorität der Märchen gesprochen werden. Sie sind demzufolge auch in der Beschreibung des Weges zur Erlösung und Heilung unbedingt ernstzunehmen. Hier geht es darum, die Symbole «Ring», «Spinnrad» und «Haspelchen» zu verstehen und zu begreifen, daß tief im Innern alles Wesentliche vorhanden ist und es deshalb möglich wird, «das Dasein in einem Verschlag unter der Treppe» nun mutig aufzugeben.

Sexuell mißbrauchte Menschen inszenieren ihre unbewältigten Probleme in allen engeren Beziehungen, wobei meist der Zusammenhang zwischen Ursache und Wirkung nicht erkannt wird. Die Symptome sind für Betroffene und Außenstehende meist völlig unerklärlich: Warum verletzt sich jemand immer wieder selbst, entwickelt eine Opferidentität, kann keine Selbstliebe empfinden usw.? Vielfach können sich Betroffene zunächst nicht vorstellen, daß all die quälenden Störungen, Symptome und Beziehungsprobleme Folge des sexuellen Mißbrauchs sind.

Ein wesentliches Symptom und meist das Hauptproblem der Menschen, die Mißbrauchserfahrungen machen mußten, ist, daß sie sich immer wieder als schuldig, schmutzig und verwerflich ansehen. So ist der Faden, der zu spinnen ist, gerade an dieser Stelle aufzunehmen. Der erste Schritt ist «Aufklärung». Dabei ist die Frage entscheidend, ob der sexuelle Mißbrauch bewußt ist, das heißt erinnert werden kann, oder ob er verdrängt ist und keine Erinnerung daran besteht.

### *Die Bedeutung der Mißbrauchserfahrung erkennen*

Bei Frau E. war die Mißbrauchserfahrung verdrängt. Während des holotrophen Atmens erlebte sie die Situation erneut, mit aller Panik, mit allem Schmerz und mit einem Gefühl unendlicher Verlassenheit:

*Beim holotrophen Atmen hat Frau E. starke Schmerzen im Unterleib. Sie beginnt zu schreien und wild um sich zu schlagen. Schließlich wird sie ruhiger, und ihr lautes Weinen wird zu einem Wimmern und Schluchzen. Bei der anschließenden Nachbesprechung ist sie kaum in der Lage, sich zu äußern. Während des Atemvorgangs erlebte sie die brutale Vergewaltigung wieder, die sie als Sechsjährige durch ihren Vater erleben mußte. Wenig später verließ der Vater damals die Familie und meldete sich nie wieder bei der Patientin.*

Aufklärung kann erst beginnen, wenn das Mißbrauchserlebnis bewußt ist. Mitunter haben Betroffene Erinnerungen, denen sie aber nicht trauen wollen. Immer wieder fragen sie sich, ob die Ereignisse tatsächlich stattgefunden haben. Der Hintergrund ist, wie schon beschrieben, daß sie mit ihren Verletzungen alleine blieben und bisher bei Menschen, denen sie sich anvertrauten, kein Verständnis fanden. Dazu gehörten nicht selten professionelle Helfer wie Ärzte, Sozialarbeiter, Therapeuten, aber auch Polizei und Gerichte, die nicht an die Bedeutung des sexuellen Mißbrauchs glauben wollten, ihn herunterspielten oder sich selbst diesem Problem gegenüber hilflos fühlten und daher entsprechend reagierten.

Für Betroffene ist es sehr schmerzhaft, ihre Erfahrungen und Erinnerungen während der Therapie mitzuteilen. Die alten Ängste: «Wird man mir glauben?» oder Schamgefühle: «Was werden meine Mitpatienten von mir denken?» werden wieder aktuell.

Immer wieder begegne ich Patientinnen beziehungsweise Patienten, die bereits mehrere Therapien absolvierten, ohne jemals über ihre Mißbrauchserfahrungen berichtet zu haben. Nachdem ich in einer größeren Gruppe suchtkranker Patientinnen und Patienten das Märchen Allerleirauh besprochen hatte, wartete beispielsweise eine fünfundsechzigjährige Seniorin einen Zeitpunkt ab, an dem sie mich unbeobachtet sprechen konnte: «Ich möchte morgen in der Therapiegruppe zum ersten Mal den Mißbrauch ansprechen, den mein Vater an mir beging und der mich mein ganzes Leben über schwer belastet hat. Was meinen Sie, werden meine Mitpatienten mir glauben?» Der Mut der Patientin, die Mißbrauchserfahrung zum ersten Mal in ihrem Leben zum Thema zu machen, bedeutete die Wende in der Behandlung. Bis dahin reagierte sie aggressiv, trotzig, abweisend und machte keinerlei Fortschritte, so daß bereits an eine Beendigung der Therapie gedacht wurde.

In Gruppen, die speziell für Patientinnen und Patienten mit sexuellen Mißbrauchserfahrungen eingerichtet wurden, fällt es den Betroffenen erfahrungsgemäß leichter, sich zu öffnen. Sind sie unter sich, fördern sie sich gegenseitig, ihrer Wahrnehmung zu trauen und die Wahrheit nicht länger zu verschweigen. Allein schon die Tatsache, daß Betroffene über ihre Erlebnisse sprechen können, erleichtert und ermutigt.

Der Faden, den es zu spinnen gilt, fängt demnach mit der Aufklärung des Mißbrauchsgeschehens an.

Betrachten wir den Leidensprozeß und die massiven Folgen des Mißbrauchsgeschehens für viele Betroffene, dann wird verständlich, daß allein das Mitteilen des Ereignisses zwar ein erster Schritt, aber längst noch nicht die Lösung aller Probleme ist. Viele Betroffene, auch in Selbsthilfegruppen, unterliegen diesem Irrtum. Die eigentliche Arbeit kann vielmehr erst jetzt beginnen.

Bei Menschen, die so leben mußten wie Allerleirauh, haben sich Verhaltensweisen eingestellt, die sie nicht einfach abstellen können. Jahrelang haben sie in bestimmten Mustern gedacht, die in Fleisch und Blut übergingen. Schuldgefühle, ständige

Selbstabwertung sowie die Unfähigkeit, sich abzugrenzen, sind Bestandteile der Persönlichkeit geworden, die wir als Opferidentität bezeichneten. Folgen wir den Bildern des Märchens, dann wird deutlich, daß es nicht um eine geringe Korrektur der Persönlichkeit geht, sondern um eine radikale Kehrtwende. Aus dem Menschen, der in einem Verschlag unter der Treppe lebt, dessen Leben aus Unterwerfung, Selbstverachtung und Selbstverleugnung besteht, soll jemand werden, der sich vollständig aus dieser Rolle löst und zu seiner eigentlichen Gestalt findet, zu seiner eigentlichen Schönheit, so wie er von Anfang an gemeint war. Nehmen wir das Märchen ernst, dann wird hier behauptet, daß es um alles, um eine wirkliche Erlösung gehen wird.

Im Märchen ist diese Szene am Königshof nur kurz geschildert, in der Realität muß von einem längeren Prozeß ausgegangen werden. Auch wenn Betroffene – oft im Rahmen einer Therapie – wesentliche Veränderungen erreichen konnten, insofern sie liebesfähig wurden und in befriedigenden Partnerschaften leben, bleibt die Bearbeitung der erlittenen Kränkung eine lebenslange Aufgabe. Immer wieder werden sich Reste der alten Opferidentität melden und zur Überwindung derselben aufrufen.

Nach dem Mitteilen der Mißbrauchserfahrung muß eine Bestandesaufnahme die verheerenden Folgen des Mißbrauchs offenlegen:

- Wie wurde die Mißbrauchserfahrung im Leben reinszeniert (wiederholt)?
- Wie wird die Opferidentität gelebt?
- Existiert eine Eßstörung, Alkoholismus, Medikamentenabhängigkeit?
- Gibt es selbstverletzendes Verhalten?
- Wie wurden Partnerschaften gestaltet und Sexualität erlebt?
- Wie ist das Selbstwertgefühl?
- Sind sonstige Störungen vorhanden, die möglicherweise mit dem sexuellen Mißbrauch zusammenhängen?

Nach der Bestandesaufnahme muß geklärt werden, welche Verhaltensstörungen für die Betroffenen besonders belastend sind und daher zuerst bearbeitet werden müssen. Selbstverständlich werden hier Suizidabsichten, selbstverletzendes Verhalten und/oder Suchtkrankheiten im Vordergrund stehen. Da sich diese Symptome in aller Regel nicht ohne professionelle Hilfe auflösen, bedürfen sie meist einer stationären Behandlung, damit der Teufelskreis beispielsweise einer Suchtkrankheit durchbrochen werden kann.

Die Folgen des sexuellen Mißbrauchs und deren Bedeutung zu erkennen ist keine Aufgabe, die ein für allemal gelöst wird. Die Bestandesaufnahme ist vielmehr ein Prozeß, der sich durch die ganze Therapie zieht. Nur selten können Betroffene die Zusammenhänge zwischen ihren Symptomen und dem schon lange zurückliegenden Mißbrauch gleich erkennen. Es bereitet ihnen meist große Mühe zuzulassen, daß ihr Leidensweg mit der Mißbrauchserfahrung begann. Sie machen zunächst nicht den Täter, sondern ein eigenes Fehlverhalten für ihre Probleme verantwortlich und weigern sich, ihre Schuldgefühle abzubauen.

Da entscheidende Gefühle – Wut, Zorn und Haß – blockiert wurden, können Betroffene ihre Aggressionen nicht auf den Täter richten, sondern müssen die Schuld bei sich suchen. Wie dieser Gefühlsbereich bearbeitet werden kann, zeigt das Märchen in der ihm eigenen Sprache.

## *Das männliche Prinzip entwickeln*

Die für die Erlösung entscheidende Begegnung findet am Ende des Märchens zwischen Allerleirauh und dem König statt. Der König hat ihre Täuschung durchschaut und läßt es nicht mehr zu, daß sie ihre wahre Identität verleugnet. Mit sanfter Gewalt hindert er sie daran zu fliehen. Es entsteht der Eindruck, daß eine außenstehende Person Allerleirauh «zwingt», ihre wahre

Identität zu leben: Der König hält sie fest und zieht ihr den Pelz ab, so daß sie ihre wahre Persönlichkeit nicht länger verbergen kann. Häufig werden Märchen in der Weise mißverstanden, daß die Lösung nur von außen kommen könne, daß nur ein Partner aus den Lebensschwierigkeiten zu befreien vermag. Sie sind in ein falsches Licht geraten, weil ihre *märchenhafte* Lösung konkret genommen wurde. – Es ist ja gerade typisch für Menschen mit einer Opferidentität, passiv darauf zu warten, daß ihnen geholfen wird, und das ist nie eine Lösung gewesen.

Um zu verstehen, was mit der Handlung des Königs wirklich gemeint ist, müssen wir wieder die Bildersprache des Märchens übersetzen. Der König ist eine Seite *in* Allerleirauh, ein Teil *ihrer* Persönlichkeit. Er repräsentiert das, was Allerleirauh in sich selbst zu entwickeln hat. Die Vermählung symbolisiert die Vereinigung der weiblichen und der männlichen Elemente. Der König repräsentiert das männliche Prinzip, das in jeder Frau angelegt ist, wie in jedem Mann weibliche Persönlichkeitsanteile vorhanden sind. Denken wir an das uralte chinesische Yin-Yang-Symbol, das den harmonischen Ausgleich männlicher und weiblicher Persönlichkeitsmerkmale symbolisiert; beide enthalten den anderen Anteil als einen Keim in sich:

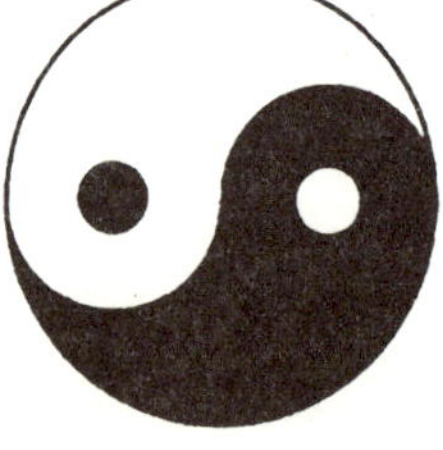

Yin-Yang-Symbol

Männer, die einseitig männliche Verhaltensmerkmale favorisieren, werden als «Machos» erlebt und werden unreif bleiben, solange ihnen die weibliche Fähigkeit zur tiefen Bindung und Hingabefähigkeit an die Partnerin abgeht. Frauen, die nur weibliche

Verhaltensmerkmale entwickelten, fehlt die Fähigkeit zur Eigenständigkeit und Autonomie. Nur die relativ ausgeglichene Vereinigung von männlichen und weiblichen Anteilen führt zu einer reifen und autonomen Persönlichkeit.

Das männliche Prinzip ist bei Frauen und Männern, die sexuellen Mißbrauch erleben mußten, oft völlig verkümmert. Ihre Persönlichkeit wurde gebrochen, ihre Widerstände zerschlagen, ihre Fähigkeit, sich zu wehren, brutalst zerstört, alle Wut und jeden Zorn richten sie immer nur gegen sich selbst. Auf diese Weise konnte es ihnen nicht gelingen, männlich aktive Verhaltensweisen zu entwickeln, das heißt, sich zu wehren, wütend und zornig zu werden, wirklich für ihre Bedürfnisse einzutreten, ihr Leben autonom und planvoll in die Hand zu nehmen. Gerade die Unfähigkeit, Wut und Zorn über die erlittene Kränkung nach außen zu richten, ist die Ursache für die Opferidentität. Der Heilungsprozeß wird demnach maßgeblich davon bestimmt sein, inwieweit es gelingt, dieses männliche Prinzip zu entwickeln. Die Vereinigung zwischen Allerleirauh und dem König versinnbildlicht, daß es gelungen ist, die positiven männlichen Verhaltensweisen zu entwickeln, die durch den sexuellen Mißbrauch unterdrückt und unterentwickelt bleiben mußten, und daß sie harmonisch mit der weiblichen Persönlichkeit verbunden sind.

Die Persönlichkeit läßt sich mit einem Gefäß vergleichen, das seinen Inhalt fest und sicher in sich birgt. Bei Menschen, die sexuellen Mißbrauch erleben mußten, ist dieses Gefäß brüchig oder zu dünn und zu elastisch, um seine spezifische Form zu bewahren. Die Entwicklung von *Ichgrenzen* ist daher eine wesentliche therapeutische Aufgabe.

Ein entscheidender Schritt ist getan, wenn verstanden wurde, daß es um die Entwicklung des «inneren Königs» geht. Dieser innere König steht dafür, daß das Gefäß der Persönlichkeit den notwendigen Halt gewinnt. Er sichert die Grenzen des Reiches, er ordnet es und bestimmt die Regeln, nach denen zu verfahren ist; weiterhin hat er eine Vision über die Zukunft seines Reiches. Mit der Entwicklung des «inneren Königs» wird aus einer abhängigen und zerrissenen Persönlichkeit ein selbstbestimmtes und selbstbewußtes Individuum mit einer sicheren Identität.

Häufig fallen Menschen, die so lange abhängig und aggressionsgehemmt gelebt haben, bei der Entwicklung ihrer männlichen Seite ins andere Extrem: Sie wirken aggressiv und rebellisch. Aus therapeutischer Sicht ist es durchaus sinnvoll, wenn es vorübergehend zu einer Überbetonung des Königs – der männlichen Verhaltensmerkmale – kommt. Menschen wie Allerleirauh müssen lernen, *nein* zu sagen, besonders auch im Bereich der Sexualität. König im eigenen Reich zu werden bedeutet unter anderem, die wahren Bedürfnisse zu entdecken und ein Gefühl dafür zu entwickeln, was wirklich der eigene Wille ist. Das müssen Menschen, die damit keine Erfahrung haben, austesten wie Kinder, die sich von ihren Eltern abzugrenzen lernen.

Es wurde schon erwähnt, daß ein Gefühlsbereich, der dem männlichen Prinzip zugeordnet werden kann, bei Menschen wie Allerleirauh besonders geschädigt ist: Durch die traumatischen Erlebnisse wurde die Fähigkeit, Wut- und Haßgefühle auszudrücken, blockiert. Es ist eine wichtige Aufgabe in der Therapie, den Ausdruck solcher Gefühle zu ermöglichen.

Eine Patientin idealisierte am Anfang ihrer Therapie ihren Vater und glaubte in völliger Verkennung der Situation, daß er der einzige Mensch sei, von dem sie jemals wirkliche Liebe erfahren habe. Ihren Haß richtete sie auf die Mutter, die sich immer um sie gekümmert hatte. Nachdem ihr in der Therapie die Zusammenhänge zwischen ihren Lebensproblemen und dem Mißbrauch durch ihren Vater deutlich geworden waren, verfaßte sie folgenden Brief:

*(ohne Anrede)*
*Ich wollte Dir mal schreiben, warum ich mich nicht mehr melde.*
*Und ich lege Dir einige der Briefe bei, die ich in der Klinik schrieb und gar nicht abschicken sollte. Sie dienten lediglich*

*dazu, sich den Frust von der Seele zu schreiben und eine Sache transparent zu machen, die mich jahrelang belastete. Ich finde, was ich geschrieben habe, trifft den Kern der Sache. Und ich finde, Du kannst ruhig wissen, wie besch ... ich mich Deinetwegen teilweise gefühlt habe. Warum sollte ich Dich eigentlich schonen? Vielleicht wirst Du darüber traurig oder wütend oder sonstwas sein, aber das ist ja jetzt egal! Dich hat ja auch nicht interessiert, ob ich traurig oder unglücklich war. Ich nehme jetzt auch keine Rücksicht mehr. Mein Leben war so gut wie kaputt, und nun, da ich viele der Gründe kenne, werde ich alles daran setzen, um gesund zu werden.*

*Die Tragweite dessen, was Du meiner Seele angetan hast, wirst Du nicht erfassen können. Die Tatsache, daß ich zur Alkoholikerin geworden bin, meine Beziehungsunfähigkeit, mein Männerhaß, meine sexuellen Schwierigkeiten und nicht zuletzt meine wahnsinnigen Depressionen und vor allem Schuldgefühle sprechen Bände. Und auch wenn ich nicht sagen will, daß Du an allem schuld bist, so hast Du doch einen außerordentlich großen Anteil an meinen Problemen und Schwierigkeiten.*

*Du hast bei mir Grenzen überschritten, die sich für einen Vater nicht gehören.*

*Du hast mich nicht als eigenständige Persönlichkeit behandelt, bist in meine Intimsphäre eingedrungen, und sage jetzt nicht, daß das nicht wahr ist! Es ist wahr!!!!! Du hast mich schlichtweg mißbraucht. Das muß man einfach mal klar sehen. Für dich waren es vielleicht ein paar unbedeutende Fummeleien, für mich bedeutete es viel mehr.*

*Ich wollte es nicht, konnte mich aber nicht wehren, weil ich es nicht gelernt hatte, Grenzen zu setzen. Ich wollte Deine Nähe und Zärtlichkeit, hatte aber gleichzeitig Angst davor, daß Du mir zu nahe trittst. Ich wollte am Busen nicht berührt werden!!! Schon gar nicht von meinem Vater: Und die ganzen anderen Dinge wollte ich auch nicht. Aber ich hätte gerne gehabt, daß Du Dich um mich kümmerst, daß Du Dir mal Gedanken gemacht hättest, wie Du mir helfen könntest und und und ... Ich könnte stundenlang so weiterschreiben, was Du alles nicht getan hast und was ich vermißt habe.*

*Ich habe mich damit monatelang in der Klinik befaßt, denn es muß Gründe dafür geben, daß ich derart verkorkst bin.*

*Wieviel ich in den letzten Wochen und Monaten über Dich nachgedacht und geheult habe, kann ich Dir kaum sagen.*

*Mir tut es nur so wahnsinnig leid, was aus mir geworden ist, weil ich damit meinem Bruder und vor allem Mutti immer so weh getan habe. Obwohl sie mir zur Seite gestanden hat und nicht Du, habe ich Dich trotzdem mehr geliebt und sie teilweise gehaßt. An ihr habe ich eine Menge wiedergutzumachen, und jetzt verstehen wir uns endlich. Wir reden miteinander und arbeiten beide in der Therapie, das ist einfach toll! Denn alleine ist alles so schwer zu schaffen, und ich habe noch eine Menge Dinge zu verarbeiten und zu überwinden.*

*Was ich mit diesem Brief eigentlich nur sagen will, ist folgendes:*

*Ich bin Alkoholikerin geworden, aber ich tue etwas dagegen. Ich verstecke mich nicht mehr, sondern ich stehe zu meiner Krankheit.*

*Ich sage meine Meinung und rede über meine Probleme mit Menschen, die mich verstehen. Und glaube ja nicht, daß ich noch die Klappe halte, was Dich betrifft. Ich habe viel zu lange geschwiegen und geschluckt (im wahrsten Sinne des Wortes).*

*Alle wissen Bescheid, und wenn mich jemand fragt, was mit mir los ist, werde ich auch alles erzählen. Du kannst Dir schon mal was ausdenken, wenn ich wieder nach B. komme. Was Du mit dem Brief machst, ist mir sch...egal. Ich weiß nur eines: Ich will nicht mehr trinken. Und dazu gehört, das Kapitel mit Dir zu verarbeiten.*

*Ob ich Dir jemals verzeihen kann, weiß ich nicht.*

*Im Moment hast Du jedenfalls keine Tochter mehr.*

Erstmals traute sich die Patientin, sich zu wehren, dem Vater entgegenzutreten und ihre Wut und ihren Zorn zum Ausdruck zu bringen. Die Unfähigkeit, sich zu wehren, hatte sie zum Spielball verschiedener extrem gewalttätiger Partner gemacht. Sie suchte das männliche Prinzip im Partner und nicht in sich selbst. Daher übten gewalttätige Männer eine eigenartige Faszination auf sie aus, der sie sich immer wieder hilflos gegenübersah. Schließlich wurde sie suchtkrank und kam nach mehreren Suizidversuchen in die Klinik.

Wie aus dem bisher Beschriebenen deutlich wurde, sind es besonders Wut und Zorn, die jemand, der ein Trauma wie sexuellen Mißbrauch erleben mußte, nicht äußern kann. Viele Betroffene haben kaum Zugang zu diesen tiefen Wut- und Haßgefühlen, das heißt, sie können diese Gefühle oft nicht einmal in ihrer vollen Intensität wahrnehmen. Die Erfahrungen waren zu schmerzlich, überwältigend und angstbesetzt, so daß sie nicht erinnert werden wollen. Die Auflösung der Blockade ist immer mit der Überwindung von Angst verbunden. Obwohl der Täter eventuell schon tot ist oder alt und schwach und auch sonst schon lange keine reale Gefährdung mehr von ihm ausgehen kann, sind Mißbrauchsopfer immer noch von Angst beherrscht und weichen einer Auseinandersetzung mit dem Geschehenen auch im geschützten therapeutischen Rahmen aus. Vorsichtig, wie dies auch der König im Märchen tut, müssen Menschen wie Allerleirauh zum «Stehenbleiben» animiert und dabei unterstützt werden.

## *Die (indirekte) Konfrontation*

Die Konfrontation (eventuell eine indirekte Konfrontation) mit dem Täter ist für den Heilungsprozeß unerläßlich. Wut und Zorn über die erlittene Kränkung wollen zum Ausdruck gebracht werden. Die Opferidentität ist nur aufzulösen, wenn es zum Ausleben der blockierten Wut kommt. Eine Therapie sollte hierfür Möglichkeiten bereitstellen. Betroffene mußten sich mit dem Täter identifizieren, und somit wurde ihnen eine bestimmte Sichtweise aufgezwungen. Viele behaupten daher, keine aggressiven Gefühle gegenüber dem Täter zu spüren.

In einem ersten Schritt ist es für diese Menschen sinnvoll, *sich vorzustellen,* daß das ihnen zugefügte Leid einem anderen zugefügt wurde. So stellte sich eine zweiundfünfzigjährige Frau vor, daß ihre sechsjährige Enkelin vom Vater mißbraucht würde. Allein schon der Gedanke brachte sie in heftigen Zorn, und sie glaubte, sie würde diesen «Kerl» in einem solchen Fall eigenhändig umbringen. Hierdurch wurde ihr bewußt, wie wenig sie in der Lage war, diesen Gefühlen für sich selbst Raum zu geben. Des weiteren wurde ihr klar, wie sehr sie sich selbst entwertete, wenn sie behauptete, es sei nicht so tragisch, daß genau das – «sexueller Mißbrauch durch den Vater mit sechs Jahren» – stattgefunden hatte. Sie wurde aufgefordert, sich auf die Suche nach ihren Zorn-, Wut- und Haßgefühlen zu machen. Besonders die anderen Frauen in der Indikationsgruppe machten ihr Mut, die Dinge so zu sehen, wie sie stattgefunden hatten.

Als therapeutische Hausaufgabe sollte sie einen Brief an ihren Vater schreiben und sich dabei vorstellen, daß nicht sie selbst es war, die das Opfer des Mißbrauchs wurde. Um völlig frei in der Wahl ihrer Formulierungen zu sein, sollte sie diesen Brief zunächst nicht abschicken.

Das *Erstellen von Briefen,* die vorläufig nicht abgeschickt werden, soll der Verfasserin oder dem Verfasser Gelegenheit geben, bisher verdrängte und blockierte Gefühle zu erschließen und zu ordnen. Dies geschieht in mehreren Schritten. Nachdem der erste Brief geschrieben wurde, sollen weitere folgen.

Eine weitere effektive Möglichkeit, sich den blockierten Wut- und Haßgefühlen anzunähern, ist die Inszenierung der Auseinandersetzung mit dem Täter in einem *Rollenspiel.*

*Frau J. arbeitete mit einem leeren Stuhl, der ihr gegenüberstand. Auf dem Stuhl stellte sie sich ihren Vater vor. Zunächst wollte kein Ton über ihre Lippen kommen; wenig später weinte sie leise und wurde vom Therapeuten gefragt, ob in den Tränen auch Wut verborgen sei. Frau J. stutzte und bejahte die Frage. Ihr wurde daraufhin angeboten, dem Vater zu sagen, daß sie wütend auf ihn sei. Zunächst war ihre Stimme leise und ängstlich. Auf die Aufforderung hin, lauter zu werden und ihre Wut und ihren Zorn hinauszuschreien. Mit der Unterstützung von zwei Mitpatientinnen mit Mißbrauchserfahrungen, die ihr jeweils einen Arm hielten und die Anstrengung unterstützten, gelang es ihr immer besser. Sie schrie immer lauter, und tiefer Zorn brach aus ihr heraus. Nach der Übung wurde sie gefragt, wieviel Prozent von ihrer Wut sie in der Übung herauslassen konnte. Sie antwortete: «Höchstens zwei Prozent, ich wußte nicht, daß so viel Zorn in mir verborgen ist.»*

Nach der Übung veränderte sich das Verhalten der Patientin. Sie wurde in der Gemeinschaft deutlicher wahrgenommen. Sie begann, sich gegen ungerechtfertigte Forderungen zu wehren, übernahm Verantwortung in der Selbstverwaltung der therapeutischen Gemeinschaft und wurde optimistischer.

In der *Gestaltungstherapie* modellierte eine Patientin mit Mißbrauchserfahrung eine Figur aus Ton, die ihren Täter darstellte. Als sie ihre Arbeit beendet hatte, schlug sie wild auf die Figur ein und zerstörte sie völlig. Dabei ließ sie ihrer Wut und ihrem Zorn freien Lauf. Sie schimpfte und schrie, bis sie keine Energie mehr hatte. Sie war völlig erschöpft, fühlte sich aber sehr erleichtert.

Die *direkte Konfrontation* mit dem Täter ist, sofern diese möglich ist, genau zu planen. Eventuell ist der Täter tot, nicht mehr auffindbar oder eine Konfrontation ist so gefährlich, daß mit dem Schlimmsten gerechnet werden muß. Dies ist bei einigen Tätern durchaus anzunehmen. In der Therapie erfordert dieser Schritt oft große Überwindung und ist mit viel Angst verbunden.

*Frau N. entschied sich nach einigem Zögern und Abwägen der Situation dafür, ihren Vater zu konfrontieren. Bis dahin hatte sie immer wieder seine Hilfe in Anspruch genommen, da sie in*

*Partnerbeziehungen ständig scheiterte und als Alkoholikerin häufig in schwierige Lebenssituationen geriet. Der Vater half mit Geld aus und machte ihr jeweils heftige Vorwürfe, da er von ihrem(!) Lebenswandel enttäuscht war. Frau N. fühlte sich immer noch abhängig von ihm und befürchtete, durch die Konfrontation eine für sie notwendige «Krücke» zu verlieren. Allein fühlte sie sich den alltäglichen Anforderungen noch nicht gewachsen. Sie hatte große Angst; denn noch nie hatte sie sich getraut, den Vater offen anzuklagen oder auf Fehler hinzuweisen. Sie ahnte, daß es durch die Konfrontation zu einem Bruch der Beziehung kommen würde. Außerdem machte sie sich zunächst auch Sorgen, welche Auswirkungen dies auf die Ehe der Eltern haben würde.*

*So entschied sich Frau N., ihrem Vater zunächst einen Brief zu schreiben und gleichzeitig die Mutter von diesem Brief in Kenntnis zu setzen.*

*Die Reaktion der Eltern war für die Patientin deprimierend: Der Vater versuchte sich mit den Worten «Ich habe Dir doch nicht weh getan» zu rechtfertigen. Die Mutter reagierte in einer für die Patientin völlig überraschenden Weise, insofern sie Partei für den Vater ergriff, dem durch die Tochter so viel Streß gemacht würde. Sie meinte, obwohl sie vom Mißbrauch wußte, daß es doch nicht so schlimm gewesen sei. Sie konnte kein Gefühl für das, was ihrer Tochter angetan worden war, entwickeln. Wenn sie auch nicht offen behauptete, daß alles die Schuld der Patientin sei, so signalisierte sie doch, daß sie glaube, das verführerische Verhalten der Tochter sei der Auslöser für den sexuellen Mißbrauch gewesen.*

Nach mehreren Gesprächen, die Frau N. mit den Eltern führte, war endgültig klar, daß sie diese in Wirklichkeit schon lange verloren hatte. Die mangelnde Solidarität der Mutter versetzte sie zunächst in heftigen Zorn. Erst allmählich wurde ihr die extreme emotionale Abhängigkeit ihrer Mutter bewußt. Sie stellte sich der Frage ihrer eigenen Abhängigkeit und Unselbständigkeit: Inwieweit konnte ihre Mutter ein brauchbares Modell für Eigenständigkeit und weibliches Selbstverständnis sein? In der Therapie wurde der Patientin bewußt, daß sie das Leben ihrer Mutter nicht kopieren wollte.

Das ursprüngliche Ziel von Frau N. war, durch die Konfrontation Einsicht und Verständnis der Eltern zu erreichen und sie damit wiederzugewinnen. Dies gelang nicht – der Patientin gelang jedoch ein wesentlicher Schritt in Richtung Eigenständigkeit und Entwicklung des männlichen Prinzips. Sie stellte zunächst den Kontakt zu den Eltern ein und arbeitete an ihrer Unabhängigkeit. Allein die Tatsache, daß sie sich endlich zur Wehr gesetzt hatte, verbesserte ihr Selbstwertgefühl deutlich.

Selten oder nie werden Täter wirklich ihr Opfer um Verzeihung bitten. Die Eltern von Frau N. gaben den sexuellen Mißbrauch zumindest zu. Viel häufiger müssen die Opfer erleben, daß sie der Lüge bezichtigt und beschuldigt werden, sie seien es, die Unfrieden in die Familie tragen. In der Folge müssen sie mit erneuter Zurückweisung und mit der Androhung von Repressalien rechnen. Vor der direkten Konfrontation sollten daher immer folgende Punkte genau durchdacht werden:

- Kann eine erneute Zurückweisung ertragen werden?
- Sind genügend neue tragfähige Beziehungen vorhanden (Freundeskreis, Selbsthilfe- oder Therapiegruppe)?
- Ist eine offene Konfrontation eventuell gefährlich, und muß mit tatsächlicher Gewalt gerechnet werden?
- Ist zu vermuten, daß noch andere Menschen Opfer des Täters werden (Geschwister, sonstige Verwandte usw.)?
- Ist die Einschaltung der Behörden notwendig?

Eine Konfrontation verschafft Klarheit und ist ein mutiger Schritt, und seine Bedeutung ist zu würdigen. Dort, wo eine Opferidentität entstehen mußte, wo Unterdrückung und Entwertung stattfanden, beginnt ein Mensch, sich aufzulehnen und einen eigenen Standpunkt zu beziehen. Damit geht er, bildlich gesprochen, an den Ausgangspunkt seiner inneren Sklaverei zurück und tritt dem Aggressor entgegen. So kann das alte Muster unterbrochen werden, und es entsteht Raum für etwas Neues. Viel zu viel haben sich Menschen mit Mißbrauchserfahrungen gefallen lassen, immer wieder haben sie die Opferrolle gesucht und durch diese Form der Unterdrückung zu wenig Verantwortung für ihr Leben übernommen. Mit der heilsamen Wut entwikkelt sich das männliche Prinzip des Sichwehrens und das wahre Ich, so wie es das Märchen in der Gestalt des Königs und der Vermählung zum Ausdruck bringt. Die Opferidentität beginnt sich aufzulösen, ein neues Selbstwertgefühl kann sich entwickeln.

Für viele Betroffene ist die Konfrontation der Versuch, endlich Gerechtigkeit zu erfahren. Eine Genugtuung wird darin erwartet, daß der Täter die Tat endlich bereut. Damit, so hoffen sie, wird die ersehnte Erlösung, die Befreiung von allen Lebensschwierigkeiten erfolgen. Wie am Beispiel von Frau N. gezeigt wurde, ist es in Wirklichkeit so, daß Täter selten oder nie ihre Schuld einsehen und tatsächlich Reue zeigen. Außerdem würde der Seelenmord dadurch nicht rückgängig gemacht! Alle Schädigungen, die Opferidentität, psychosomatische Störungen usw. verschwinden nicht, weil der Täter die Tat bereut. Meist ist es besser, auch wenn der Täter die Tat bereut, auf einer radikalen Distanz zum Täter zu bestehen, damit, wie im Märchen, *an einem anderen Königshof* all die Bereiche der Persönlichkeit heilen können, die geschädigt wurden.

Hierfür benötigen Betroffene dringend Menschen, die mitfühlend verstehen, welch tiefes Leid der sexuelle Mißbrauch in ihr Leben brachte. Nicht selten müssen diese zunächst die Rolle des Königs übernehmen, der sanft, aber bestimmt darauf besteht, daß Betroffene ihre wahre Identität leben.

## *Die therapeutische Gemeinschaft*

Die therapeutische Gemeinschaft ist ein besonders geeigneter Rahmen, um an der Auflösung der Opferidentität zu arbeiten. Wie schon weiter oben angedeutet, ist Veränderung ein Prozeß, der Zeit benötigt. In kleinen Schritten wird in der Gemeinschaft ein neues Verhalten eingeübt. Es ist wichtig, bezüglich dieser neuen Verhaltensweisen, die der wahren Persönlichkeit entsprechen und die Realität angemessen berücksichtigen, Sicherheit zu entwickeln. Hierfür geben Mitpatienten und Therapeuten *Rückmeldungen.* Destruktives Verhalten wird beschrieben und in sorgender Weise konfrontiert, neue, konstruktive Verhaltensweisen werden verstärkt.

Soziales Lernen ist ein Prozeß, der von Verhaltens «*rück*fällen» und -«*vor*fällen» gekennzeichnet ist. Unter «Vorfällen» verstehen wir neue Verhaltensweisen, welche destruktives, selbstschädigendes Verhalten auflösen. Eine Patientin traute sich zum Beispiel erstmals, ihren Ärger über eine erlittene Kränkung mitzuteilen. Sie konfrontierte ein Mitglied der Gemeinschaft, das sich rücksichtslos über die Regeln hinwegsetzte. Dieses Verhalten ist ein *Vor*fall; hätte die Patientin, wie in der Vergangenheit in ähnlichen Situationen, geschwiegen und ihren Ärger *hinuntergeschluckt,* wäre dies ein *Rück*fall gewesen. Wirksam ist immer nur das, was jemand tatsächlich konstruktiv verändert. Hierfür gibt es keine Alternative. Gute Vorsätze dienen nur der Beruhigung und ersetzen konkrete Verhaltensänderungen keineswegs.

Menschen wie Allerleirauh haben innere Sicherheit und Stabilität nicht entwickeln können. Daher sind sie darauf angewiesen, eine Art Ersatz zu finden, denn die inneren Qualen sollen abgeschaltet, beendet, abgestellt werden. So liegt der Griff nach chemischen Betäubungsmitteln und damit der Einstieg in eine Suchtkrankheit nahe. Dabei geht es um den Versuch, einen direkten Ausgleich für die Defizite zu finden. Aber auch andere Symptome wie Magersucht, Bulimie, Schnippeln, die bereits beschrieben wurden, sind als Ausgleichsversuche, als Ersatz für das, was innerlich fehlt, zu sehen. Auch das bei einer Opferidentität fast unvermeidbare «Sich-abhängig-Machen», auf das weiter oben schon eingegangen wurde, muß als ein solch direkter Lösungsversuch verstanden werden. Menschen wie Allerleirauh versuchen, die – vermeintlich vorhandene – Sicherheit und Stabilität einer anderen Person förmlich *anzuzapfen*. Es kommt zu einer äußerst engen und symbiotischen Beziehung, die schnell problematisch wird (siehe auch das Kapitel «Die Beziehungs- oder Liebessucht» im Anhang). Gerade in der therapeutischen Gemeinschaft finden sich immer «Retter», die sich scheinbar dafür eignen, die fehlende innere Stabilität zu ersetzen.

Menschen mit Opferidentität sind häufig *Konfliktvermeider.* Ihnen fehlt die Energie, sich um die eigenen Belange zu kümmern und Verantwortung für ihr Leben zu übernehmen. Wichtige Entscheidungen werden nicht getroffen oder hinausgezögert. Wie schon bei der Beschreibung der Folgen des sexuellen Mißbrauchs deutlich wurde, fand eine Regression, eine Rückkehr auf die *orale Entwicklungsstufe* statt. Damit ist eine frühe Phase der Persönlichkeitsentwicklung gemeint, in der die Befriedigung der Bedürfnisse von anderen Menschen kam. Bei einer Fixierung auf diese Stufe beobachtet man die Erwartungshaltung, daß andere Menschen für einen Entscheidungen treffen, einen versorgen, beschützen, verwöhnen und ständig für einen verfügbar sind. Diese starke Tendenz, sich von anderen Menschen abhängig zu machen, sich an sie zu klammern, läßt sich am besten in einer therapeutischen Gemeinschaft behandeln. Im Zusammenleben mit anderen treten zwangsläufig alle Probleme auf, die ein Mensch auch sonst im Leben hat. Jetzt besteht die Möglichkeit, destruktives Verhalten zu erkennen und konstruktive Alternativen zu erarbeiten. Das Prinzip der therapeutischen Gemeinschaft lautet daher: *Hier und jetzt!*

Dies erinnert an das goldene Spinnrad und das goldene Haspelchen im Märchen. Es gilt, geduldig einen Faden zu spinnen, der allmählich immer länger und länger und damit brauchbarer für ein größeres Ganzes wird. Die Veränderung geschieht demnach allmählich, in Form kleiner Schritte, die immer wieder neu eine tägliche Herausforderung darstellen.

Ein weiteres Prinzip der therapeutischen Gemeinschaft ist:

*Zuneigung*! Menschen, die sich hier zusammenfinden, wissen, daß jeder nur deshalb da ist, um sich selbst zu begegnen und seine emotionalen Schwierigkeiten zu bearbeiten. Dies ist nur möglich, wenn er sich in einem Klima des Wohlwollens und des Verständnisses befindet. Fehlt dieses Element, ist die Gemeinschaft wenig wirkungsvoll. Besonders Menschen, die sexuellen Mißbrauch erlebten, würden sich kaum öffnen.

Die extreme Form des Terrors, der Einschüchterung und des Sadismus, die sie an sich selbst erleben mußten, war eine extreme Form der Fremdbestimmung. Die Regeln einer Hausordnung, die Erwartung der anderen Mitglieder der therapeutischen Gemeinschaft, daß sie über emotionale Schwierigkeiten oder schambesetzte Themen sprechen werden, die Angst vor Körperkontakt in der Bewegungstherapie, die Angst, daß sich traumatische Erlebnisse in der Phantasie wiederholen könnten, usw. werden als Zwang, als Druck erlebt, erneut etwas Fremdbestimmtes tun zu müssen. Die Gefahr besteht tatsächlich, daß sich die Mißbrauchsszene in übertragenem Sinne im therapeutischen Prozeß wiederholt. Die mangelhaften Fähigkeiten sexuell mißbrauchter Menschen, sich abzugrenzen und selbstbestimmt zu handeln, verführen andere – Helfer, Mitpatientinnen und -patienten und Therapeutinnen und Therapeuten – dazu, ihnen fertige Lösungen *überzustülpen*. Therapeutisch bringt dies nichts, im Gegenteil, vermeintliche Erfolge werden von Rückfällen in destruktive Verhaltensweisen begleitet.

Veränderung ist nur auf dem Hintergrund von «*Entängstigung*» möglich. Ängste, zum Beispiel, der Selbsthilfegruppe oder Therapiegruppe ausgeliefert zu sein, fördern alte, negative Prozesse; solche Ängste können sogar wahnhaft werden.

*Herr K., Alkoholiker und als Kind häufig von verschiedenen Männern mißbraucht, wurde in der Selbsthilfegruppe massiv mit seinem passiven Verhalten konfrontiert. Obwohl er dies als sehr unangenehm erlebte, ging er immer wieder in die Gruppe, wo ihn jedoch weitere Vorwürfe der anderen Mitglieder erwar-*

*teten. Er fühlte sich zunehmend bedroht und begann, die Gruppenmitglieder zu hassen, ohne sich angemessen zur Wehr setzen zu können. Die eigentlichen Absichten der Gruppenmitglieder, ihm zu helfen, konnte er nicht mehr erkennen. Er fühlte sich gekränkt, verletzt und verfolgt. Er schrieb einen Brief, in dem er die Gruppenmitglieder übel beschimpfte und bedrohte. Starke Gefühle von Haß und Panik überschwemmten ihn. Er kaufte eine Pistole, die er ständig bei sich trug.*

Der Verzicht auf das «Ersatzmittel» – das Suchtmittel, aber auch auf übermäßiges Essen oder Hungern –, der zu Beginn einer Suchttherapie erfolgen muß, bedeutet, Entzugserscheinungen zu akzeptieren. Viele Suchtmittelabhängige verspüren Erleichterung, nachdem sie diese schwierige Phase überwunden haben. Bei sexuell mißbrauchten Menschen bewirkt Abstinenz möglicherweise eine weitere Verstärkung bestimmter Symptome. Sie werden depressiv, denken an Suizid oder üben selbstverletzendes Verhalten.

Die therapeutische Gemeinschaft soll ein Ort der Sicherheit sein und als konstruktive Übergangsphase die destruktiven Ersatzlösungen unnötig machen. Nur in einer vertrauenerweckenden Atmosphäre können Menschen, deren Identität auf brutale Weise mißachtet und zerstört wurde, in kleinen Schritten lernen, sich selbst zu finden. Therapeuten müssen darauf achten, daß sich die destruktiven Vorgänge nicht wiederholen. Diese Tendenzen sind stark und bedürfen deshalb einer konzentrierten Aufmerksamkeit.

## *Die Sehnsucht nach Beziehung*

Ring, Haspelchen und Spinnrad sind Elemente der Hoffnung, ohne die Heilung nicht vorstellbar ist. Menschen, die sexuell mißbraucht wurden, wünschen sich sehnlichst eine intakte Liebesbeziehung, ohne hierzu in der Lage zu sein. Neben dem starken Bedürfnis nach Abhängigkeit sind es besonders die sexuellen Störungen, die einer befriedigenden Partnerschaft im Wege stehen. Diese Störungen können unterschiedlich sein: Angst und Ekel vor Geschlechtsverkehr, sexuell aufreizendes Verhalten bis hin zur Prostitution oder auch das Bedürfnis nach sadistischen Handlungen des Partners.

Im Märchen wird der goldene Ring von Allerleirauh dem Bräutigam nicht an den Finger gesteckt, sondern in eine Schüssel gelegt und unter der Suppe verborgen. Wieder darf davon ausgegangen werden, daß das Märchen dieses Bild keineswegs zufällig gewählt hat. Daß hier etwas unter der Speise verborgen wird, kann als symbolische Darstellung einer besonderen Verhaltensweise verstanden werden. Es wurde schon mehrmals darauf hingewiesen, daß sexuell mißbrauchte Menschen häufig in die orale Phase «flüchten», in der alle elementaren Bedürfnisse eines Menschen wie Zuwendung und Geborgenheit, insbesondere aber auch die Versorgung mit Nahrung, durch andere befriedigt werden. Bei einer Regression in die orale Phase spielt daher Essen eine große Rolle. Viele sexuell mißbrauchte Menschen suchen eine Ersatzbefriedigung im Essen beziehungsweise im Nichtessen, also im Hungern.

Vergegenwärtigen wir uns die Szenen im Märchen, in denen Allerleirauh die Suppe für den König kocht, die dieser dann mit großer Befriedigung ißt. Es wurde schon darauf eingegangen, daß Allerleirauh nach dem Tanz mit dem König immer wieder fliehen muß, zurück in den Mantel aus tausenderlei Tierfellen und Tierhäuten und in ihren Verschlag unter der Treppe. Die Suppe, die sie danach kocht, ist wie ein Ersatz, wie eine Entschädigung dafür, daß sie nicht bei dem König bleiben kann, der sich das doch so sehr wünscht. Wir müssen uns daran erinnern, daß im Märchen verschiedene Personen bestimmte Anteile oder Aspekte *einer* Persönlichkeit repräsentieren, also zu ein und demselben Individuum gehören können, und der König als die männliche Seite von Allerleirauh beziehungsweise eines Menschen mit einem Allerleirauh-Schicksal betrachtet werden kann.

In der Szene mit der Suppe bildet das Märchen das Dilemma eines Menschen, der sexuellen Mißbrauch erfahren hat, exakt ab. Die Suppe ist der Ersatz für eine geglückte Partnerschaft, für echte Liebe und genußvolle Sexualität. All dies wird durch die Erfahrungen in der Kindheit verunmöglicht. Werden solche Grundbedürfnisse nicht befriedigt, suchen Menschen zwangsläufig nach Ersatz.

Man spricht vom *Kummerspeck,* wenn man zuviel ißt, weil Sorgen und Frustrationen quälen. Essen ist insbesondere Ersatz für Liebe und Selbstliebe. Im Bild der Suppe können aber auch andere Formen von Ersatzbefriedigung dargestellt sein. Es könnte auch dafür stehen, daß die innere Not mit Kaufen oder sonstigem Konsumieren beruhigt beziehungsweise betäubt wird. Auch die Suchtmittel Drogen, Alkohol oder Medikamente sind solche Ersatzstoffe, die jedoch alle nicht wirklich *satt* machen. Im Märchen ist dies daran zu erkennen, daß der König zwar die Suppe genießt, aber letztlich nicht dauerhaft zufrieden wird. Die Parallelen zu allen Ersatzmitteln, die Menschen benutzen, um die *innere Leere,* die innere Unzufriedenheit auszufüllen, sind offensichtlich: letztlich kann nur eine vorübergehende Beruhigung erreicht werden; schon bald, wenn die Wirkung nachläßt, wird erneuter Konsum erforderlich. Im Märchen drückt sich dies dadurch aus, daß die Suppe immer wieder gekocht werden muß, bis der Konflikt, der zu diesem Verhalten führt, gelöst ist.

Um Allerleirauh zu überführen, steckt der König ihr beim dritten Tanz heimlich einen Ring an den Finger. Dieser Ring hat eine deutlich andere Bedeutung als der, der in der Suppe versteckt wurde. Wir erinnern uns, daß Allerleirauh damals nicht zugeben konnte, daß sie es war, die ihn unter der Suppe verborgen hatte. Sie konnte nicht zu ihren wahren Bedürfnissen stehen. Das, was wir als Entwicklung des männlichen Prinzips bezeichnet haben, hatte zu diesem Zeitpunkt noch nicht stattgefunden. Das Märchen bringt mit der Aussage, daß der König – der das männliche Prinzip repräsentiert – Allerleirauh einen Ring an den Finger steckt, zum Ausdruck, daß mit der Entwicklung der männlichen Anteile auch die Fähigkeit zu Liebe, Partnerschaft und Vereinigung verbunden ist.

Daß ausgerechnet der Finger weiß bleibt, an den der König den Ring gesteckt hat, und daß dadurch die wahre Identität von Allerleirauh offenbar wird, kann nicht als Zufall angesehen werden. Die Beziehungsfähigkeit ist nicht mehr durch Schuld und Schamgefühle blockiert, die Entwicklung des männlichen Prinzips hat zu einer selbstbewußten und eigenständigen Persönlichkeit geführt, in die auch die Liebe und eine reife Sexualität integriert sind. Der weiße beringte Finger, der nicht wieder schmutzig wird, steht hierfür.

## *Exkurs: Die verlorene weibliche Seite des Täters*

Erinnern wir uns an die Szene am Schluß des Märchens: «Der König faßte den Mantel und riß ihn ab. Da kamen die goldenen Haare hervor, und sie stand da in voller Pracht und konnte sich nicht länger verbergen.»

Auch am Anfang des Märchens wurde von goldenen Haaren gesprochen. Es ging dort um das Sterben der Königin mit den goldenen Haaren. Damit hatte alles Elend seinen Ausgang genommen. Wieder müssen wir uns daran erinnern, daß verschiedene Märchenfiguren Aspekte einer Person darstellen können. So können wir die sterbende Königin mit dem goldenen Haar und den Vater von Allerleirauh als ein und dieselbe Person betrachten. Mit dem Tod der Königin mit den goldenen Haaren hat der König in sich selbst seine innere Dimension verloren. Wäre dies nicht geschehen, dann hätte er die Tochter nicht als Ersatz benötigt, dann hätte ein Mißbrauch nie stattgefunden.

Was bedeutet es also, daß der König diese innere Seite verlor? Bei der Untersuchung vieler Fälle sexuellen Mißbrauchs wurde offensichtlich, daß die Täter oft selbst Opfer sexueller Übergriffe waren – oder sich aus anderen Gründen im sexuellen Bereich schmutzig und schuldig vorkamen. Verzweifelt sucht ein solcher Mann (König), die verlorene Unschuld wiederzufinden. Doch soviel er sich bemüht, er findet sie nicht. Sein Leben wird unter dieser Last immer schwerer und unerträglicher – bis er glaubt, einen Weg gefunden zu haben. In der Vereinigung mit einer Unschuldigen – seiner Tochter – vermeint er, das wiederzufinden, was er in sich selbst so schmerzlich vermißt. Er sucht die verlorene Unschuld im reinen Körper seines Kindes. So ist auch die seltsame Forderung der sterbenden Königin zu Beginn des Märchens zu verstehen. Ihr Mann hatte ihr versprechen müssen, im Falle der Wiedervermählung nur eine ebenso schöne Frau mit ebenso goldenen Haaren zu nehmen. Die Vereinigung mit dem reinen Körper soll das erlebte Trauma rückgängig machen und das Gefühl, schmutzig und daher verachtenswert zu sein, aufheben. Daß dies nicht möglich ist, liegt auf der Hand. Gegen alle inneren Stimmen des Gewissens, die im Märchen durch die Räte des Königs repräsentiert werden, setzt sich die Gier nach «Erlösung», die so nicht zu haben ist, durch. Nach der Tat ist noch mehr von seiner Persönlichkeit zerstört, so daß der Wunsch nach innerem Frieden nur noch stärker wird. Ein Teufelskreis entsteht! Aus dem Gefühl heraus, immer schmutziger, schuldiger und schlechter zu werden, wird die Gier nach Vereinigung mit dem Unschuldigen immer größer. Für manche Menschen wird sexueller Mißbrauch von Kindern zur Sucht, und trotz hoher Strafandrohung erliegen sie dieser Sucht immer wieder.

Der Vater von Allerleirauh sieht keine Möglichkeit, das Problem in sich selbst zu lösen. Er glaubt, daß eine Heilung nur von außen geschehen kann, und macht sich damit selbst zum Täter. Doch es existiert kein direkter, äußerer Weg, das erlittene Trauma zu löschen. Die Heilung muß von innen kommen. Der Täter muß in sich seine weibliche Seite entwickeln und so zu einer reifen Persönlichkeit werden, so wie das Opfer in sich seine männliche Seite entwickeln muß.

Durch diese Schilderungen sollte nicht der Verdacht eines

übergroßen Verständnisses für Täter entstehen. Es sind Erwachsene, die durch ihr kriminelles Verhalten – sicher auf dem Hintergrund eigener Störungen und Traumen – unschuldige Kinder quälen, ihre Persönlichkeit mißachten und unvorhersehbare Schäden anrichten.

Ein Pfarrer, der mehrere Kinder sexuell mißbraucht hatte, begab sich, nachdem er eine mehrjährige Haftstrafe verbüßt hatte, in psychotherapeutische Behandlung. Seine erste bange Frage an seine Therapeutin war inhaltlich folgende: «Können Sie überhaupt mit mir arbeiten? Wie soll das gehen? Sie können doch nur Ekel empfinden, wenn Sie mir in meinen perversen Taten, die doch im Gegensatz zu den hohen moralischen Ansprüchen stehen, begegnen.» Die Antwort der Therapeutin war etwa diese: «Wenn es mir gelingt, das verletzte Kind in Ihnen zu lieben, dann kann ich mit Ihnen arbeiten.»

Mit dieser Aussage gab die Therapeutin bereits die Richtung für den gesamten Therapieprozeß vor. Täter, die selbst auch Opfer sind, stehen genau vor dieser Aufgabe: Das verletzte Kind in sich selbst lieben zu lernen, die eigene Unschuld in einem inneren Heilungsprozeß wiederzugewinnen.

## *Die Sinnfrage*

Die Auseinandersetzung mit dem eigenen Schicksal und den Zumutungen, die es mit sich bringt, ist ein wesentlicher Schritt im Leben eines jeden Menschen. Besonders wichtig ist dies für Menschen, die schon früh mit Ereignissen konfrontiert wurden, denen sie in extremer Weise ausgeliefert waren, oder solche, die sich unverschuldet in tiefster Schuld fühlen und keinen Ausweg finden.

In einem Text des Schriftstellers Blaine M. Yorganson wird die Bedeutung des eigenen Schicksals in einer Weise beschrieben, die für Menschen auf einem schwierigen Lebensweg richtungsweisend sein kann. Ich halte diesen Text für so bedeutend, daß ich dafür Sorge trug, daß er in großen Buchstaben aufgeschrieben und im Therapieraum der Klinik, in der ich arbeite, aufgehängt wurde.

## Das Monument

Gott, bevor er seine Kinder zur Erde sandte, gab jedem von ihnen ein sorgfältig ausgewähltes Paket von Problemen.

«Diese», versprach er lächelnd, «gehören allein Dir. Kein anderer wird diese Segnungen haben, die diese Probleme Dir bringen werden.

Und nur Du hast die speziellen Talente und Fähigkeiten, die nötig sein werden, um diese Probleme zu DEINEN Dienern werden zu lassen.

Nun geh hinab zu DEINER Geburt und zu DEINER Vergeßlichkeit. Wisse, daß ich DICH liebe über alle Maßen...

Die Probleme, die ich DIR gab, sind ein Symbol für diese Liebe. Das Monument, das DU aus DEINEM Leben machst, mit der Hilfe DEINER Probleme, wird ein Symbol für DEINE Liebe zu mir sein.»
Dein Vater.

Die Probleme, die auf dem Lebensweg auftauchen, als Aufgaben zur Weiterentwicklung zu betrachten, ist der einzig sinnvolle Weg. Solange ein Mensch sich gegen das eigene Schicksal stellt, ist Heilung unmöglich. Nur das, was angenommen wird, kann auch losgelassen werden.

Letztlich gibt es auf die Frage, warum gerade mich ein schwieriges Schicksal trifft, keine Antwort. So ist es Zufall, in welche Familie wir hineingeboren werden, in welchem Lebensraum wir aufwachsen, in welcher Zeit wir leben und welche Eltern wir haben. Ein Kind in der Sahelzone hat das Problem, überhaupt mit genügend Lebensmitteln versorgt zu werden, um zu überleben; ein Kind in westlichen Großstadtslums wird mit hoher Wahrscheinlichkeit drogensüchtig oder kriminell.

Menschen werden in die Welt hineingeboren, und niemand fragt sie, ob sie dies überhaupt wollen. Dabei ist der Mensch das einzige Lebewesen, das sich von sich selbst distanziert betrachten und fragen kann: «Warum machst du das überhaupt? Warum gehst du arbeiten? Warum baust du ein Haus? Warum spielst du in der Lotterie?» usw. Er ist in der Lage, nach den Dingen hinter den Dingen zu fragen. Und er ist auch in der Lage, nach dem Sinn seiner Existenz zu fragen: «Wofür lohnt es sich zu leben? Was ist der Sinn meines Lebens? Was ist wirklich wichtig?»

Für Menschen, die sich durch das Schicksal im Vergleich zu anderen stark benachteiligt fühlen, spitzt sich diese Frage besonders zu. Sehr schnell wird sich die Frage einstellen: «Warum geschieht ausgerechnet mir solches Leid? Warum hat XY das mit mir gemacht? Warum wurde meine Seele ermordet?» Gerade die Frage nach dem WARUM wird die Verzweiflung, die Gefühle der Hoffnungslosigkeit immer wieder von neuem spürbar werden lassen. Auf diese Frage gibt es aber letztlich keine Antwort, denn wozu sollte eine Tat wie sexueller Mißbrauch gut sein?

Als Therapeut mache ich immer wieder die Erfahrung, daß diese Frage erst in den Hintergrund tritt, wenn ein Entwicklungsprozeß stattgefunden hat, der seinen Weg durch den Schmerz gefunden und zu einer Weiterentwicklung der Persönlichkeit geführt hat.

In vielen Fällen seelischer Störungen ist es von großem Wert zu fragen, warum gerade diese Symptome entwickelt werden. Suchtkranke sollten sich fragen: «Wovon bin ich wirklich abhängig?» Es ist nicht ausreichend, sich von der Droge zu lösen. Die psychischen Abhängigkeiten im Hintergrund, zum Beispiel ungelöste Elternbeziehungen, wollen erkannt und bearbeitet werden. Auch in anderen psychosomatischen Krankheiten sind Aufgaben verborgen, deren Botschaft verstanden wird, wenn die tieferen Gründe offensichtlich werden, die zur Symptombildung führten.

Im Falle des sexuellen Mißbrauchs muß dieser Weg in die Irre führen. Daher ist die Frage, die viele Betroffene sich immer wieder selbst stellen, warum gerade sie diese leidvolle Erfahrung machen mußten, eine Sackgasse. Sexueller Mißbrauch ist *ein Krankheitssymptom der Gesellschaft.* In diesem Symptom drückt sich die Unfähigkeit vieler aus, zu erfüllter Liebe und Sexualität zu gelangen. Wir sehen hier das Problem fehlgeleiteter Macht über Schwächere hinter einer scheinheiligen Fassade. Betroffene sind Opfer und Träger dieser Krankheit der Gesellschaft. Sie selbst trifft keine Schuld, auch nicht aus vergangenen Leben. Sie haben ein Recht, endlich in gebührender Weise wahrgenommen zu werden.

Obwohl die emotionale Kälte in den westlichen Industrienationen zunimmt, sollte Resignation keine Antwort sein, im Gegenteil. Im Märchen deutet sich in der Vermählung von Prinzessin und König auch eine Lösung für die Sinnfrage an. Die Vereinigung der beiden ist auch ein Symbol für die wiedergewonnene Liebesfähigkeit. So könnte man auf die Frage: Was ist der (eigentliche) Sinn des Lebens? antworten: Die Entwicklung der Liebesfähigkeit trotz der zugefügten Verletzungen und Erniedrigungen! Liebesfähig ist ein Mensch erst, wenn er gelernt hat, sich selbst zu lieben. Nur wenn er dazu in der Lage ist, kann er auch Liebe verschenken, und kann – und dies ist besonders zu betonen – Liebe, die ihm geschenkt wird, auch annehmen. Menschen, die sich selbst nicht lieben, können mit geschenkter Liebe nichts anfangen, da sie letztlich nicht glauben können, daß sie ihnen ganz persönlich gilt. Die einzig brauchbare Form, auf die Zerstörung der Liebe zu antworten, ist die Suche nach ihr. Davon erzählt uns das Märchen von Allerleirauh.

Die Beantwortung der Sinnfrage ist eine individuelle Aufgabe, die nicht von anderen, zum Beispiel von Therapeuten, Gurus, Lehrern usw. getroffen oder vorgegeben werden kann. Die Auseinandersetzung mit der eigenen Leidensgeschichte führt immer zur Suche nach ihrem Sinn. Leid ist förmlich die Aufforderung des Unbewußten, sich dessen Sinn zu öffnen.

# *Verzeihen?*

Die Frage, ob sexuell mißbrauchte Menschen ihrem Täter verzeihen sollten, ist mit einem klaren «Ja» zu beantworten – aber erst, wenn dies wirklich möglich ist!

Wie in den vorherigen Kapiteln beschrieben, ist es für viele Betroffene schwer, Zugang zu Wut, Haß und Zorn zu finden. Diese Gefühle wurden so stark verdrängt, daß sie gar nicht gespürt werden. Für den Heilungsprozeß, zur Entwicklung der Persönlichkeit und um die Opferidentität abzubauen – damit ein Mensch lernt, sich zu wehren und für die eigenen Bedürfnisse einzutreten –, ist ein konstruktiver Umgang mit Wut und Zorn, wozu auch Haßgefühle gehören, unerläßlich. Heilung ist nur möglich, wenn dieser wichtige Bereich, der durch sexuellen Mißbrauch geschädigt wurde, zurückerobert wird. Haßgefühle sind berechtigte und wichtige Gefühle, die helfen und demzufolge wertzuschätzen sind. So ist es im wahrsten Sinne des Wortes notwendig, um die Not zu wenden, zu den wahren Gefühlen zu stehen, die zu uns gehören, auch zu den weniger sanften und weniger angenehmen.

Bevor Allerleirauh ihren König heiraten kann, muß sie all den Ruß, der verbarg, daß sie eine Prinzessin war, abwaschen. So muß die hinter dunklen Gefühlen – gegen sich und andere – versteckte liebesfähige und liebeswürdige Person sich frei machen von Wut und Zorn. Ein Mensch, der hassen *muß,* kann nicht verzeihen – nur ein Mensch, der hassen *kann,* kann auch verzeihen!

Viele Betroffene behaupten, daß sie ihrem Täter nie verzeihen werden. Dabei ist der Haß, den sie in sich verspüren, quasi die Rache, auf die sie nicht verzichten wollen. Dem Täter zu verzeihen wäre ein Verrat an der eigenen Person. Diese Einstellung ist auf Dauer jedoch problematisch, da sich keine Veränderung einstellen wird. Bleibender Haß ist keine Lösung für Probleme. Menschen, die im Haß steckenbleiben, werden hart, bitter und krank. Sie bleiben letztlich abhängig von demjenigen, der ihnen all die schlimmen Dinge zufügte. In tiefem Haß und Groll richten sie die Aggression wieder gegen sich selbst.

Fast immer ist das Zulassen von solch heftigen Gefühlen nur gegen einen großen inneren Widerstand möglich, da sich die Betroffenen starken Angst- und Schmerzgefühlen ausgeliefert fühlen, die in ähnlich bedrohlicher Weise erlebt werden wie die Mißbrauchserfahrung selbst. Die abgespaltenen Gefühle der damaligen Erfahrung wollen zurückerobert werden – ein äußerst schmerzhafter Prozeß. Aber dies bedeutet, wie wir erkennen konnten, das innere Königreich zu errichten.

Die Psychotherapie stellt Hilfsmittel zur Verfügung, die Menschen helfen können, Zugang zu Haß und – besonders bei sexuell mißbrauchten Menschen – auch zu starken Ekelgefühlen zu finden. Dies ist für die Heilung der Seele wichtig, da hierin geradezu der Schlüssel zu einer Veränderung liegt. Verschiedene therapeutische Techniken und Verfahren helfen, die Auseinandersetzung mit dem Trauma in einem geschützten Raum zu führen.

Das *holotrophe Atmen* nach Stanislav Groof, auch unter der Bezeichnung «Rebirthing» bekannt, ist eine einfache Technik, um tiefe innere Konflikte bewußt zu machen und zu bearbeiten. Durch eine spezielle Atemtechnik, die zunächst nur unter fachlicher Anleitung durchgeführt werden sollte, erleben Menschen ihr Trauma erneut, diesmal jedoch in einer Situation, in der es keine reale Gefährdung gibt. Obwohl die Prozedur meist sehr schmerzlich und anstrengend ist, wird von vielen Betroffenen anschließend eine große Erleichterung wahrgenommen. Im Anschluß an die eigentliche Atemtherapie ist meist vieles deutlicher und auch für eine Bearbeitung in der Gesprächstherapie zugänglicher.

Mit Hilfe der *Gestalttherapie* ist es möglich, Kontakt zu den traumatisierten Anteilen der Persönlichkeit zu bekommen. Hilfreich sind zum Beispiel Rollenspiele, die den großen Vorteil haben, daß sie eine intensive Bearbeitung des Problems ermöglichen, ohne daß der Mißbraucher anwesend ist. In ähnlicher

Weise arbeitet auch die *Psychodramatherapie.* In
werden andere Mitglieder als Repräsentanten für
ziehungsweise Persönlichkeitseigenschaften gesuch
innerer Konflikt inszeniert werden kann. Damit is
Bearbeitung wesentlich zugänglicher.

Die *klinische Hypnose,* besonders die Weiterentwicklungen hypnotischer Techniken nach Milton Erickson, hat sich ebenfalls als eine effektive Methode erwiesen, das Trauma sexuellen Mißbrauchs zu bearbeiten. Mit Imaginationen und dem Nacherleben in Trancezuständen werden die abgespaltenen Persönlichkeitsanteile wieder integriert.

Mit Hilfe der *bioenergetischen Therapie* nach Alexander Lowen wird die Seele über den Körper geheilt. Durch bestimmte Körperübungen ist die Bearbeitung emotionaler Blockaden möglich. Die Einbeziehung des Körpers in die Therapie ist immer sinnvoll, da eine Gesprächstherapie allein die traumatisierten Bereiche nicht genügend erreicht. Die *Körperarbeit nach Dan Casriell* führt beispielsweise zum Ausdruck heftiger Gefühle, häufig verbunden mit lautem Schreien. Wut-, Ekel- und Haßgefühle finden wie bei einer Entladung nicht selten explosionsartig ihren Weg, indem sie hinausgeschrieen werden. Entsprechend groß ist die Erleichterung der Betroffenen. In vielen Fällen ist eine *Sexualtherapie* notwendig. Sie kann bei der Orientierung zu einer selbstbestimmten Sexualität helfen. Vielfach ist zu beobachten, daß gerade Menschen, die sexuellen Mißbrauch erleben mußten, sich selbst überfordern und glauben, Dinge tun zu müssen, zu denen sie gefühlsmäßig nicht in der Lage sind. In der Praxis ist immer wieder eine gewisse Scheu vorhanden, dieses Hilfsangebot wahrzunehmen.

Die Arbeit an der Verbesserung der alltäglichen Konfliktbewältigungsstrategien und der Entwicklung einer befriedigenden Sexualität bleibt ein lebenslanger Prozeß, der, je länger man ihn durchhält, immer weniger anstrengend und ängstigend wird.

«Am Ende steht das Ritual», so möchte ich formulieren, denn wann hat ein Mensch genug getrauert, sich mit einem ema ausreichend lange auseinandergesetzt? In unserer Kultur finden sich vergleichbar wenig Rituale, die eine Lebensphase bewußt abschließen und eine neue bewußt einleiten. Es fehlen zum Beispiel Pubertätsrituale, die die Lösung von den Eltern und den Übergang in das Erwachsenenalter erleichtern. Die Folge ist, daß sich viele Menschen immer noch abhängig von Vater oder Mutter fühlen. Auch Trauer über den Verlust eines nahestehenden Menschen kann oft nicht beendet werden, so daß sie wie ein dunkler Schatten mehr oder weniger stark auf dem Leben lastet.

Bei der Behandlung einer schweren traumatischen Störung wie sexuellen Mißbrauchs ist die Anwendung nur einer therapeutischen Methode in der Regel nicht ausreichend. Eine Kombination verschiedener Verfahren, die alle Bereiche der Existenz unterschiedlich stark berücksichtigt, wird der vielschichtigen Störung besser gerecht.

Therapie hat die Aussöhnung mit sich selbst und anderen und damit die Entwicklung der Liebesfähigkeit zum Ziel. Dahin ist immer ein weiter Weg. Erst zum Schluß, so sagt das Märchen, sind echte Liebesfähigkeit und Partnerschaft möglich. Erst wenn dies erreicht ist, ist auch Verzeihen möglich. Zu früh verzeihen zu wollen ist der scheinheilige Versuch, sich an der Auseinandersetzung mit Schmerz, Wut, Angst, Haß und Ekel vorbeizudrücken. Dann bleibt die Opferidentität erhalten, und Allerleirauh muß – in den Bildern des Märchens gesprochen – wieder in den Verschlag unter die Treppe zurückkehren und weiterhin ein kümmerliches Dasein fristen.

Seelische Erschütterungen, Lebenskrisen, existentielle Krankheiten sind immer auch Gelegenheit, sich einer spirituellen Dimension zu öffnen. Die Vereinigung der Liebenden im Märchen symbolisiert auch die Vereinigung des Menschen mit etwas Höherem, mit dem Numinosen, mit dem Kosmos, mit Gott – wie man diese Dimension auch immer nennen mag. Dies zu verstehen führt zu einem tieferen Verständnis der eigenen Existenz. Die Öffnung für die spirituelle Dimension ist oft lebensrettend. Allerdings besteht auch die Gefahr, sich der schmerzvollen Arbeit an der eigenen Persönlichkeit zu entziehen. Die Flucht ins Metaphysische vor einer brutalen, unmenschlichen Wirklichkeit kann tatsächlich Suchtcharakter bekommen und damit zu einer neuen Abhängigkeit führen.

Die menschliche Persönlichkeit umfaßt die verschiedensten Bereiche. Störungen in der Partnerbeziehung lassen sich zum Beispiel mit *Meditation* nur indirekt bearbeiten. Besser wäre zunächst eine Paartherapie oder ein Kommunikationstraining. Sexuelle Störungen sind meistens am besten mit Sexualtherapie zu beeinflussen. Die Frage ist demnach immer, in welchem Bereich die Störung oder das Problem entstand. Meditation kann sehr hilfreich sein, um zur inneren Mitte zu finden, Geborgenheit, ein universelles Gefühl der Zugehörigkeit zu erleben und auf Dauer eine existentielle Beruhigung zu erfahren. Sie ist eine Methode, die in die transpersonalen oder spirituellen Bereiche der menschlichen Existenz führt. Diese zu vernachlässigen führt auch zu Leid.

Das Märchen führt am Ende auf wunderbare Weise an seinen Anfang zurück. Die Königin mit den goldenen Haaren, die sterben mußte, lebt in Allerleirauh weiter. Die Entwicklung des inneren Königs, der die Flucht in die Opferidentität verhindert und das Dasein lebenswert macht, führt auch zu einem neuen Gefühl der Unschuld, ohne die Heilung nicht möglich ist. Nur auf dem Hintergrund, sich selbst tief und ehrlich verziehen zu haben, ist auch Verzeihung für andere möglich.[1]

[1] An dieser Stelle sei daran erinnert, daß Menschen mit sexuellen Mißbrauchserfahrungen immer auch selbst Täter werden, und zwar in dem Sinne, daß sie wiederum andere Menschen mißbrauchen, sich von ihnen abhängig machen, ihre Wut- und Haßgefühle auf indirekte Weise zum Ausdruck bringen oder auch andere Unbeteiligte, zum Beispiel ihre Kinder oder Partner, zum Leiden bringen usw. Oft sind sie gezwungen, das Leid so lange weiterzugeben, bis sie selbst Heilung finden.

2. Teil

# Weitere Formen von Mißbrauch in der Familie

# Emotionaler Mißbrauch

Um das Thema «Mißbrauch in der Familie» zu vervollständigen, ist es sinnvoll, neben dem sexuellen auch den emotionalen Mißbrauch zu erörtern. Dieser kann verschiedene Wurzeln haben, und nicht selten finden sich mehrere Formen gleichzeitig. Emotionaler Mißbrauch in der Familie führt immer zu erheblichen Persönlichkeitsstörungen des Kindes und zu mitunter ähnlichen Folgen, wie diese bei sexuellem Mißbrauch zu beobachten sind. Wie sich zeigen wird, dienen auch diese Formen von Mißbrauch zur Bedürfnisbefriedigung eines oder beider Elternteile, während die eigenen Bedürfnisse des Kindes völlig beziehungsweise weitgehend ignoriert werden. Es entwickeln sich Abhängigkeitsbeziehungen zwischen Eltern und Kindern, die bei letzteren zu der schon beschriebenen Opferidentität führen, welche sich meist ohne Hilfestellung nicht auflösen läßt. Im Sinne der bereits erwähnten «sozialen Vererbung» werden solche Beziehungsstörungen oft an die nächste Generation weitergegeben. Die Eltern dienen dabei nicht nur als Modelle für Verhaltensweisen, die bewußt oder unbewußt von den Kindern und späteren Erwachsenen übernommen werden, sondern die gestörten Beziehungen führen auch zu oft gravierenden Defiziten in der Persönlichkeitsentwicklung, zu psychosomatischen Erkrankungen und Suchtkrankheiten.

## *Der Terror des Leids*

Leid in der Familie hat immer starke Auswirkungen auf das seelische Gleichgewicht eines Kindes. Schon früh kann es sich zu einer selbstlosen Pflegeperson entwickeln und oft lebenslänglich auf diese Rolle festgelegt werden.

Ein gesundes Kind hat das Bedürfnis, jede Disharmonie in der Familie auszugleichen, und es wird alles tun, um die Liebe der Eltern zu erhalten. Ist beispielsweise die Mutter krank, wird das Kind aus Angst, sie zu verlieren, alles ihm Mögliche versuchen, um die Situation zu verbessern. Es wird die Mutter pflegen, verschiedene Arbeiten im Haushalt verrichten, eventuell auf jüngere Geschwister aufpassen, für diese sorgen, auch wenn es von seinem Lebensalter her noch viel zu jung dazu ist. Ihm kommt dadurch eine besondere Bedeutung zu, es erhält einen «Wertzuwachs» nach dem Motto: «Die Mutter braucht mich, *darum* bin ich wichtig.» Dadurch wird für das Kind die Krankheit des Elternteils zum bestimmenden Thema. Alles hat sich nach der kranken Person zu richten. Die natürlichen Bedürfnisse des Kindes, zum Beispiel laut und wild zu sein, zu toben, sich gegen die Eltern aufzulehnen, Grenzen auszutesten, seine eigenen Bedürfnisse in den Vordergrund zu stellen usw., all diese für eine gesunde Entwicklung notwendigen Verhaltensweisen werden unterdrückt. Besonders Wut, welche ein Kind immer auch auf den Elternteil hat, der durch die Krankheit Einschränkungen erzwingt, darf nicht zum Ausdruck gebracht werden, sie wird blockiert. Der «vom Schicksal geschlagene» Elternteil ist unangreifbar, so daß sich beim Kind zwangsweise Schuldgefühle einstellen, sobald Aggressionen auftreten. Wut, Ärger, Aggressionen werden letztlich überhaupt nicht mehr gespürt, da sich das Gewissen in diesen Fällen sofort scharf zu Wort meldet. Die herzkranke Mutter zum Beispiel darf nicht gekränkt werden; denn sie könnte sterben – und dann? Die Unterdrückung der eigenen Gefühle bedeutet: die eigene Person, berechtigte Bedürfnisse werden zurückgestellt, ein gesundes, angemessenes Selbstwertgefühl kann sich nicht entwickeln. Die blockierten negativen Gefühle einem Elternteil gegenüber waren schon beim sexuellen Mißbrauch ein zentrales Thema.

In einer Familie, in der außergewöhnliche Rücksicht genommen werden muß auf einen kranken oder behinderten Elternteil, fehlt oft das Klima der Unbeschwertheit: die Grundstimmung ist schwer, depressiv, leidvoll, gramerfüllt und pessimistisch. Diese Stimmung prägt das Lebensgefühl und auch das Selbstgefühl. Kinder, die so aufwachsen müssen, entwickeln besonders dann Schuldgefühle, wenn sie sich freuen beziehungsweise sehr wohl fühlen. Ihr Gewissen meldet sich gleich: «Wie kannst du so fröhlich sein, wenn es Vater/Mutter so schlecht geht!»

Eine dramatische Verschärfung erlebt die Problematik, wenn Kinder unterschwellig oder offen für die Krankheit beziehungsweise das Leid des kranken oder gestörten Elternteils verantwortlich gemacht werden. Gemeint ist zum Beispiel ein ungewolltes Kind, das als überflüssig und unerwünscht betrachtet wird. Aus dieser Dynamik erwächst der Anspruch, daß jetzt das Kind dafür zu sorgen habe, daß es dem Elternteil besser gehe. Die innere Haltung lautet in diesem Fall: «Wenn du schon an meinem Elend schuld bist, dann sorge wenigstens dafür, daß ich nicht leiden muß, sei ein williger Diener!»

Um eine solche Haltung zu übernehmen, muß kein körperliches Leiden vorhanden sein. Es genügt, daß das Kind dadurch, daß es existiert, die Mutter zu einem Leben zwingt, welches sie nicht ertragen will, und ihr Einschränkungen finanzieller, beruflicher oder privater Art aufzwingt. Die Botschaft kann auch sein: «Wenn du schon an meinem Elend schuld bist, hast du es verdient, daß ich wütend auf dich bin und dich strafe!» oder: «Du bist genau wie dein Vater, den ich hasse!» Aus solch einer extrem abwertenden Haltung eines Elternteils seinem Kind gegenüber entsteht das Lebensgefühl, welches sich im Bild des Mantels aus tausenderlei Tierfellen und Tierhäuten abbildet. Auch hier wird das Kind mißbraucht, um dem überforderten Erwachsenen ein williges Objekt für seinen (Selbst-)Haß zu sein. Es wird verantwortlich gemacht, geradezu als schuldig erklärt für Schicksal, Schmerzen, Krankheit, Ungerechtigkeit usw.; und so ist es nur recht und billig, daß alles bei ihm abgeladen wird. Dies geschieht manchmal offen, häufiger unterschwellig. Tiefe Schuldgefühle sind auf seiten des Kindes die Folge.

Das eigene Selbst wird zurückgestellt, da es keine Existenzberechtigung zu haben scheint, und die Überwertigkeit des Erwachsenen als absolut selbstverständlich akzeptiert. Auch hier werden die wahren Bedürfnisse und Rechte des Kindes völlig mißachtet und seine Seele ermordet. Und auch hier werden die Rechtlosigkeit und Minderwertigkeit dem Kind von dem Menschen vermittelt, der für es der wichtigste ist und mit dem es sich am tiefsten verbunden fühlt.

Der Terror des Leids ist in der Lage, lebenslängliche Abhängigkeiten zu schaffen. So verstehen betroffene Menschen meistens nicht, wieso sie unfähig sind, sich als Erwachsene in genügender Weise von ihren diktatorischen Vätern beziehungsweise Müttern abzugrenzen. Häufig erleben sie widersprüchliche Gefühle, die hauptsächlich durch die Unterdrückung von Wut bestimmt werden. Einerseits möchten sie endlich frei werden, ihr Leben unbeschwert führen und genießen, andererseits klebt ein Elternteil wie ein Blutegel an ihnen, der sich nicht abstreifen läßt. Bei jedem Versuch, selbständiger, autonomer und unabhängiger zu werden, setzen quälende Schuldgefühle ein, die stärker sind als alles andere und wie ein übermächtiger Dämon Angst erzeugen, der nicht zu entkommen ist. Nur die erneute Anpassung, die Identifikation mit dem Kranken, die Unterwerfung unter einen vom Schicksal geschlagenen Menschen, der Verständnis benötigt oder fordert, kann beruhigen und die Schuldgefühle mildern. Die Antwort auf die unerträglich erscheinenden Schuldgefühle ist immer die gleiche: die wiederkehrende Anpassung und Unterordnung!

Wohin mit der Wut, wenn man dem, der mit seinem Leid terrorisiert, nicht böse sein darf? Sicher ist, daß sich im Innern eine Energiemenge aufstaut, die wie bei einem Druckkessel immer mehr an Stärke gewinnt. Da sie nicht in die Richtung entladen werden kann, wo sie ihren Ursprung hat, wird eine andere gesucht. Dabei bestehen zwei Möglichkeiten, die mitunter abwechselnd gewählt werden:
Erstens: Die Aggression wird auf andere Menschen abgeleitet, die als Blitzableiter dienen. Dies ist zwar nicht gerechtfertigt,

aber der Betroffene verschafft sich eine momentane Erleichterung. Bald muß er jedoch feststellen, daß er jetzt noch einen zusätzlichen Konflikt mit einem Unbeteiligten hat. Zumindest unterschwellig entwickelt er auch hier Schuldgefühle, selbst wenn er noch so sehr Erklärungen und Rechtfertigungen für sein Verhalten sucht. Dieses Abreagieren der Wut an Aussenstehenden ist keine wirkliche Lösung und mit vielen Nachteilen verbunden. Die Erleichterung wirkt zudem nur kurz, und sehr bald staut sich die Aggression wieder, und ein neues «Dampfablassen» ist erforderlich, da sich am Grundkonflikt nichts verändert hat.
Zweitens: Der weitaus häufigere Lösungsversuch ist, die Wut gegen die eigene Person zu richten. Dies führt zwangsläufig zu depressiven Verstimmungen, Hoffnungslosigkeit, Angstgefühlen, Panikattacken, Selbstabwertung, Spannungsgefühlen und schließlich zu psychosomatischen Erkrankungen, da die Psyche unter Dauerstreß leidet. Nicht selten wird der innere Konflikt mit Alkohol oder anderen Drogen betäubt. Doch dies erzeugt nur eine vorübergehende Wirkung, und Alkohol oder ein anderes Suchtmittel muß immer wieder eingesetzt werden, um die unliebsamen Gefühle zu bekämpfen. Die Gefahr, daß eine Suchterkrankung entsteht, ist groß. Da der mit Leid Terrorisierte auch als Erwachsener in seinen Gefühlen vom Elternteil *abhängig* bleibt, ist die *Abhängigkeits*krankheit Sucht auch ein deutlicher Hinweis auf die tieferliegende Störung. Die Sucht kann letztlich nur verstanden werden, wenn dieser Zusammenhang gesehen wird. Eine Suchttherapie muß scheitern, wenn die zugrundeliegende Abhängigkeit, die Abhängigkeit vom Elternteil, nicht gelöst wird.

Der Betroffene spürt seine Abhängigkeit, ohne hierfür eine wirkliche Erklärung zu finden. Er ist verwirrt in seiner Wahrnehmung: Sind seine Bedürfnisse nach Selbständigkeit und Abgrenzung, seine Wünsche nach Zurückweisung von Forderungen berechtigt? – Oder sind die Erwartungen und Ansprüche des leidenden Elternteils nicht doch höherwertig? Eine Patientin formulierte es so:

*Immer wenn ich von meiner Mutter komme, fühle ich mich schlecht. Sie macht mir nur Vorwürfe und lädt allen Mist bei mir ab. Ich kann mich gegen das Gift, das sie verspritzt, nicht wehren. Ob ich ruhig bleibe und gute Miene zum bösen Spiel mache oder ob ich böse oder aggressiv werde, ist letztlich egal, ich bin anschließend immer abwechselnd wie leer, deprimiert und wütend. Ich leide sehr unter diesen Gefühlen und benötige mitunter mehrere Tage, um mich zu erholen und wieder ich selbst zu werden. Ich nehme mir vor, nicht mehr hinzugehen, aber eine unsichtbare Macht zieht mich immer wieder zu ihr.*

Betroffene spüren, daß sie jedesmal den Kampf mit dem übermächtigen Elternteil verlieren. Sie befinden sich in einem Käfig mit unsichtbaren Gitterstäben.

Es ist in diesem Zusammenhang wichtig, sich zu vergegenwärtigen, daß das, was in der Kindheit große Angst erzeugte, seine starke Wirkung oft in das Erwachsenenalter hinein behält, weil diesbezüglich kein Reifeprozeß möglich war. Der Terror des Leids hat sehr früh die Entwicklung von Eigenständigkeit und Autonomie wirksam verhindert. Die frühe Programmierung, daß immer die Bedürfnisse der Eltern Vorrang gegenüber denen des Kindes haben, die tiefen Schuldgefühle, die erzeugt wurden, die Unterdrückung vitaler, lebensbejahender Energien – oft in einem Klima der offenen oder unterschwelligen Ablehnung – führen zu einer Persönlichkeitsstörung, die sowohl stark depressive Züge aufweist als auch die Tendenz, sich von anderen quälen und unterdrücken zu lassen. Die Opferidentität ist deutlich zu erkennen – es entsteht auch hier das Bild eines Menschen mit einem Allerleirauh-Schicksal.

Es ist kein Wunder, wenn ein Kind, das so zwingend seine Eigenentwicklung opfern mußte, auch als Erwachsener immer wieder sein Drama inszeniert. Die Betroffenen suchen und finden in aller Regel unbewußt Partnerschaften, in denen sie die negativen Beziehungsmuster erneut durchleben müssen.

In den letzten Jahren ist der Partner von Suchtkranken, der

sogenannte *Co-Abhängige*, immer mehr in das Zentrum der Aufmerksamkeit gelangt, während zuvor immer nur der Betroffene mit seinen auffälligen Trinkexzessen beachtet wurde. Dadurch konnte die Rolle des Co-Abhängigen besser verstanden werden, zumal deutlich wurde, daß er unwillentlich wesentlich zum Aufrechterhalten der Suchtkrankheit beiträgt. Wird die oben beschriebene Dynamik im Leben eines Menschen wirksam, dann eignet er sich besonders für die Rolle des Co-Abhängigen. Hierzu einige Beispiele.

Der Suchtkranke:
*Als ich meine Frau kennenlernte, wußte ich sofort, daß ich sie heiraten würde. Nicht, daß ich sie geliebt hätte, sie war eher unscheinbar; aber ich wußte, daß sie alles für mich tun würde, daß sie meine Eskapaden und Exzesse tolerieren, meine vielen unersättlichen Wünsche nach Kräften befriedigen würde und ich mich bei ihr immer in Sicherheit fühlen könnte.*

Dies ist die authentische Aussage eines Suchtkranken in der Therapie, nachdem er sich mit dem Thema seiner egozentrischen Lebensgestaltung auseinandergesetzt hatte. Er war während seiner Kindheit maßlos verwöhnt worden, was ihn letztlich in die Sucht und in eine absolute Beziehungsunfähigkeit führte. Seine Ehefrau dagegen hatte den Terror des Leids bereits als Kind erleben müssen. Der Terror der Ehe mit dem Suchtkranken war lediglich die Fortsetzung ihrer Kindheitserlebnisse. So wenig sie fähig war, sich aus der Abhängigkeit von ihrer Mutter zu lösen, so wenig war sie auch in der Lage, sich von ihrem tyrannischen Ehemann zu trennen.

Die co-abhängige Ehefrau:
*Frau G. wurde unehelich geboren und wuchs allein bei ihrer gehbehinderten Mutter auf. Diese war ständig schlecht gelaunt, haderte mit ihrem Schicksal und machte Frau G. unterschwellig für ihre unbefriedigende Situation verantwortlich. Als diese*

*einen Partner kennenlernte, reagierte die Mutter mit heftigster Eifersucht. Sie versuchte, der Patientin den Partner mit allen Mitteln auszureden. Im Sinne einer Trotzreaktion setzte sich Frau G. erstmalig gegen die Mutter durch. Schon bald nach der Trauung ging Herr G. nur noch sporadisch seiner Arbeit nach, schlug und demütigte seine Frau. Obwohl sich die Situation in ihrer Ehe immer weiter verschlechterte, dachte die Patientin nie ernsthaft an Trennung. Vielmehr entwickelte sich eine hörige Beziehung, die von panischer Angst vor der Gewalttätigkeit des Ehemannes gekennzeichnet war. Sklavisch befolgte sie alle seine Anweisungen. Schließlich begann sie selbst Alkohol zu trinken und wurde rasch süchtig. Sie flüchtete mehrfach in ein Frauenhaus, ließ sich jedoch immer wieder überreden, in die gemeinsame Wohnung zurückzukommen.*

In dieser kurzen Fallschilderung wird deutlich, daß die Mutter der Patientin durchaus in der Lage war zu erkennen, daß der Partner als solcher nicht geeignet war und die Beziehung der Tochter keinen positiven Verlauf nehmen würde. Daß sie selbst jedoch mit ihrer abwertenden, geringschätzigen und verächtlichen Haltung diese Entwicklung verursacht hatte, konnte sie nicht wahrnehmen. So hatte Frau G. seitens der Mutter auch keine Unterstützung zu erwarten.

Hier ein anders gelagertes Beispiel:

*Die Ehe der Eltern von Frau A. war vom Alkoholismus des Vaters bestimmt. Die Mutter verharrte in einer Opferidentität und ließ den Terror der Suchtkrankheit über sich ergehen. So gut es ihr möglich war, versuchte sie, die drei Kinder vor dem aggressiven Vater in Schutz zu nehmen. Frau A. als älteste Tochter wurde die Vertraute der Mutter, alle ihre Sorgen wurden mit ihr besprochen, sie wurde zum Partnerersatz. Die Beziehung zwischen Mutter und Tochter blieb bis weit in die Pubertät hinein innig und auffällig konfliktfrei. Eine massive Veränderung bewirkte der Versuch der Tochter, sich an einen Partner zu binden.*

*Die Mutter entwickelte hypochondrische Herzattacken, mit denen sie die Tochter zu erpressen versuchte, um deren Autonomiebestrebungen zu verhindern. In ihrer Ehe empfand die Patientin in Trennungssituationen ebenfalls hypochondrische Ängste vor Verlassenwerden; sie reagierte also genau so, wie sie es in ihrer Herkunftsfamilie erlebt hatte.*

In dieser Fallgeschichte wird eine weitere Form des Mißbrauchs in der Familie deutlich, auf die näher eingegangen werden soll: das Kind als Partnerersatz.

## *Das Kind als Partnerersatz*

Immer dann, wenn die Partnerschaft der Eltern nicht positiv verläuft, besteht die Gefahr, daß sich das geschilderte Beziehungsmuster in der Familie bildet. Nur die Hälfte aller gescheiterten Ehen werden geschieden, so die Schätzung von Fachleuten. In vielen gescheiterten Ehen muß davon ausgegangen werden, daß Kinder die emotionale Lücke füllen müssen, die der emotional abwesende Partner hinterläßt. Auch Alleinerziehende laufen Gefahr, ihr Bedürfnis nach Zuwendung und Liebe durch ihr Kind oder ihre Kinder befriedigen lassen.

Dadurch, daß ein Kind als Ersatz für den Partner dienen muß, wird eine verhängnisvolle Entwicklung eingeleitet, die von den Beteiligten nicht vorhergesehen wurde. Durch die enge Bindung des Kindes an einen Elternteil wird eine bestimmte Form von Distanz aufgegeben, die für die Eltern-Kind-Beziehung sehr wichtig ist. Es ist notwendig, zwischen elterlicher Liebe und partnerschaftlicher Liebe zu unterscheiden. Die partnerschaftliche Beziehung ist auf eine – mehr oder weniger – dauerhafte Bindung («Lebensabschnittsbeziehungen», also Beziehungen auf Zeit, werden allerdings immer öfter beobachtet) hin orientiert, mit der Intention, gemeinsame Lebensziele zu verwirklichen. Die elterliche Beziehung zum Kind sollte immer von der Bereitschaft des Loslassens in die Eigenständigkeit geprägt sein. «In Liebe loslassen» könnte eine mögliche Beschreibung für diesen Vorgang sein. Daß Eltern ihre Kinder loslassen müssen, so daß sie sie letztlich unweigerlich als Partner verlieren würden, ist fast allen Müttern und Vätern theoretisch einsichtig. (In der psychotherapeutischen Praxis begegnen wir natürlich auch denen, die als Eltern ihrem Kind keinerlei Rechte zugestehen wollen und Leibeigenschaft, absolute Gehorsamkeit und Unterwerfung fordern.)

Wir konnten bereits in drastischer Form die Überforderung eines Kindes als Geschlechtspartner beim sexuellen Mißbrauch erkennen; bei genauer Untersuchung ist der emotionale Partnerersatz durch ein Kind ebenfalls eine Art von Ausbeutung, diesmal auf gefühlsmäßiger Basis. Diese Form der Beziehung zwischen Elternteil und Kind ist besonders dadurch gekennzeichnet, daß das Kind verfügbar zu sein hat. Das Kind hat da zu sein für die Nähe und Kontaktbedürfnisse des Erwachsenen. Alle seine Bestrebungen, eine eigene Persönlichkeit zu werden, sind nur insoweit akzeptiert, als die enge Bindung zwischen Elternteil und Kind dabei nicht verlorengeht. Solch eine Beziehung hat immer einen stark manipulativen Charakter. Das Kind wird einerseits verwöhnt, doch wird jede Handlung streng verurteilt, die Distanz herbeiführen und eine Bedrohung der Beziehung zur Folge haben könnte. Die elterliche Übermacht wird mit sanfter oder offener Gewalt gegen die wahren Bedürfnisse des Kindes eingesetzt, um die Ziele des Erwachsenen durchzusetzen. Dabei wird das Kind in eine gefühlsmäßige Konfusion gestürzt, indem der Erwachsene immer darauf bestehen wird, daß alles, was er tut, nur zum Wohle des Kindes ist. Alle übertriebenen Sorgen und Ängste, die in Wirklichkeit das Ziel haben, das Kind abhängig, hörig und gefügig zu halten, werden als Beweise der elterlichen Fürsorge dargestellt, die immer nur zum Besten des Kindes dienen. Unter dem Deckmantel der Selbstlosigkeit bekämpft der Erwachsene hier nur seine eigene Angst vor dem Verlust der Beziehung. Die Folge dieser Unaufrichtigkeit ist eine tiefe Verunsicherung bei der Tochter beziehungsweise dem Sohn, wiederum verbunden mit der Frage, ob den eigenen Gefühlen, der eigenen Wahrnehmung, die anders ist als vom Elternteil suggeriert, zu trauen ist.

Durch die enge Bindung an einen Elternteil wurden wichtige Entwicklungsschritte nicht vollzogen. Insbesondere wird das Vertrauen in die Fähigkeit, selbst wirklich eigenständig zu sein, nicht aufgebaut. Damit die Bindung an den emotional bedürftigen Elternteil auf Dauer stabil bleiben konnte, wurden tiefe innere Programmierungen vorgenommen; sie lauteten etwa: «Ohne mich schaffst du es nicht, also brauchst du mich! Alleine kannst du nicht leben.» Eine innere Bremse wurde eingebaut, die sich auch im Erwachsenenalter nicht einfach ignorieren läßt. Schließlich wird das, was über viele Jahre mit subtiler Gewalt in das Ich eines Menschen eingepflanzt wurde, zu einer Tatsache; was ihm prophezeit wurde, muß er auch glauben – und er glaubt es, trotz nach außen sichtbar werdender Gegenwehr.

Das elterliche Zwangssystem mit seinen subtilen Einschüchterungen, Einschränkungen und Fesseln funktioniert nicht selten so perfekt, daß dadurch die Bindung an einen Partner lebenslänglich verhindert wird. Sohn oder Tochter bleiben im elterlichen Haushalt, schlafen nicht selten mit im Ehebett und sind in ihren Zukunftsperspektiven völlig auf das Dasein für Mutter oder Vater fixiert. Die Folge sind fast unweigerlich psychosomatische Erkrankungen, zu denen hier auch Krebs gerechnet werden kann, Alkoholismus oder andere Suchterkrankungen. Die Abhängigkeit vom Alkohol symbolisiert und verdeutlicht auch hier wieder am offensichtlichsten die eigentliche Abhängigkeit. In meiner Praxis als Suchtkrankentherapeut habe ich immer wieder erlebt, daß Eltern eher toleriert hätten, daß Tochter oder Sohn wieder rückfällig würde – und dies auch offen oder versteckt förderten –, als daß sie sie als ihren Partnerersatz aufgegeben hätten. In der Abstinenz von Alkohol sahen sie eine Bedrohung, zumal die Therapie die Beziehungsprobleme offenlegte und die Patienten angehalten wurden, an ihrer Eigenständigkeit zu arbeiten.

Die Flucht in eine Partnerschaft ist für diese Menschen der vermeintlich einzige Ausweg aus dem Käfig des elterlichen Zwangssystems. Meistens schaffen sie es nicht allein, sich von besitzergreifenden Eltern zu lösen. Sie suchen und finden einen Partner, der sie retten soll. Damit hat sich, wie sich zeigen wird, die Abhängigkeit nicht aufgelöst, sondern nur verlagert.

In der Familie lernen Kinder, wie Beziehung funktioniert, genauer gesagt, werden hier die Beziehungsmuster gelebt, die später in ähnlicher Weise in Partnerschaftsbeziehungen wiederhergestellt werden. Das Beziehungsmuster von «Elternteil und Kind als Partnerersatz» ist seitens des Elternteils von der immer stärker werdenden Angst gekennzeichnet, daß die Beziehung verlorengehen könnte. Das heißt, in diesem Muster soll jemand quasi der Besitz eines anderen sein. In einer solchen Beziehung zu Mutter oder Vater erlebte das Kind als «normal», daß eine Beziehung eng, verschlingend und alles kontrollierend ist. Entsprechend versucht es später auch die Beziehung zum Partner zu gestalten. Um das Gefühl der Sicherheit zu haben, wird der Partner verfügbar sein müssen. Es entstehen wiederum enge, abhängige Beziehungen, die von der Angst vor Beziehungsverlust gekennzeichnet sind. Starke Eifersuchtsgefühle entstehen auch in Situationen, die völlig harmlos sind und in Wirklichkeit keine Bedrohung der Beziehung darstellen. Die Eifersucht des besitzergreifenden Elternteils wird auch Bestandteil der Partnerbeziehung.

Das Selbstwertgefühl von Menschen, die als Partnerersatz mißbraucht wurden, ist schwach ausgebildet, daher können sie nie sicher sein, als Partner zu genügen. Mit ihrer Opferidentität gelang es ihnen nie, eigenständig, selbstbewußt und wirklich durchsetzungsfähig zu werden. So fühlen sie sich in der Partnerschaft – zu Recht – wie ein Kind und weniger wie ein gleichwertiger Partner. Ihre Anklammerungsbestrebungen verursachen beim Gegenüber eine entsprechende Gegenreaktion, die die

Angst verstärkt. Je stärker die Klammerversuche, um so stärker die Energie des Partners, sich gegen selbige zur Wehr zu setzen. Diese Gegenwehr des Partners vor Vereinnahmung und Besitzergreifung wird als Zurückweisung erlebt und verstärkt damit die Angst vor Beziehungsverlust. Noch heftigere Anklammerungsbedürfnisse stellen sich ein. Ein Teufelskreis ist in Bewegung gebracht. Viele Beziehungen brechen unter diesen Belastungen zusammen, und wieder kann der Elternteil triumphieren, etwa nach dem Motto: «Ich habe es kommen sehen, ich habe es gleich gewußt, du hättest eben auf mich hören sollen.»

Aus dem Beschriebenen wird deutlich, daß eine Flucht von einer Abhängigkeit in die nächste stattgefunden hat. Diese Menschen hatten nie eine Chance, sich mit eigener Kraft aus der elterlichen Umklammerung zu lösen, sie fühlen sich angewiesen auf die Hilfe eines vermeintlich Stärkeren. Ähnlich wie Alkohol als Problemlöser eingesetzt wird, um frei zu werden von der Elternbindung, soll hier der Partner diese Aufgabe übernehmen. Scheitert eine Beziehung, wird die nächste Abhängigkeit gesucht, die letztlich nur eine Fortsetzung des Leidensweges ist, da eine Lösung des eigentlichen Problems, die Lösung aus der Abhängigkeit von Mutter oder Vater, nicht stattgefunden hat.

Die problematische Fixierung und Bindung an den Elternteil dauert natürlich noch während der Partnerbeziehung an. Zu den Schwierigkeiten, als nicht erwachsen gewordener Partner in einer Beziehung existieren und bestehen zu müssen, kommen noch die fordernde Mutter oder der fordernde Vater hinzu, der/die den Kampf längst noch nicht aufgegeben hat. Immer noch wird über die Erzeugung von Schuldgefühlen versucht, Zuwendung zu erpressen. Nach dem Motto: «Was habe ich nicht alles für dich getan; Hauptsache, dir geht es gut; du wirst schon sehen, was du davon hast, wenn du dich nicht um mich kümmerst» werden bis hin zu massiven Drohungen, Beschimpfungen und Erpressungen offen oder unterschwellig die Druckmittel eingesetzt, die zur Anpassung zwingen sollen. Gerade die Schuldgefühle, die von Kindheit an zu Anpassung zwangen, wirken zerstörerisch auf die Persönlichkeit, zumal sie eine extrem negative Energie beinhalten. Sie sind auch in der Therapie oft die schwierigste Hürde, die selten ohne massive Unterstützung überwunden wird. Besonders schwierig ist es hier wiederum, die innere Konfusion zu überwinden: «Was ist berechtigt: mein eigener Standpunkt, meine Selbständigkeit, meine wahren Gefühle (die es in der Therapie häufig erst zu entdecken gilt) oder die Forderungen der besitzergreifenden Mutter oder des Vaters?» Weiter unten wird versucht, hierfür klare Aussagen zu formulieren.

Versuchen wir, die Position des abhängigen Elternteils zu verstehen, dann finden wir hier jemanden, der selbst auch nicht zu einer Reife gelangt ist, die es ihm ermöglicht hätte, ein eigenständiges, zufriedenes Leben führen zu können. Er hat es vorgezogen, in einer unbefriedigenden Partnerschaft zu bleiben, oft, weil er sich eine neue nicht zutraut oder weil er nicht alleine leben kann. Ihm fehlt also die Fähigkeit zur wirklichen Selbständigkeit, er kann nicht selbst für ein sinnerfülltes, zufriedenes Leben sorgen. Sein Lebensinhalt besteht darin, sich um das erwachsene Kind zu kümmern, es an sich zu binden, ob der Betroffene damit einverstanden ist oder nicht. Auch bei genauer Untersuchung ist kein wesentliches anderes Lebensziel zu erkennen. Alles Denken dreht sich einzig darum, für das Wohl des vermeintlich bedürftigen *Kindes* zu sorgen oder sich von ihm versorgen zu lassen. Die Abhängigkeit aufzugeben würde heißen, eine unerträgliche Leere zu spüren, keinen Wert mehr zu haben. Welchen Sinn hätte das Leben noch? Eine Form der Unreife ist zu erkennen, die deutlich macht, daß das Kind nicht nur Partner, sondern auch eine Elternrolle übernehmen muß. Nicht selten soll das Kind die Mutterrolle für die Mutter übernehmen.

Besonders Mütter tendieren in dieser Beziehungsfalle dazu, ihre eigenen Bedürfnisse vor sich und anderen zu leugnen. Sie opfern sich ja förmlich auf, und ihr Egoismus ist nicht offen zu erkennen beziehungsweise erst, wenn ihre Zuwendungsbedürfnisse, die unersättlich sind, nicht befriedigt werden. Dann werden sie zu rachsüchtigen Monstern, die behaupten, nur Undank zu ernten, die mit Gott und allen Heiligen drohen oder in Selbstmitleid verfallen beziehungsweise krank werden und dadurch versuchen, Schuldgefühle zu erzeugen. «Immer wenn ich in Urlaub fahren wollte, wurde meine Mutter krank; manchmal mußte ich sie ins Krankenhaus bringen», so die Aussage einer Patientin.

Auch «Liebe» (die in Wirklichkeit keine ist) kann terroristisch sein. «Meiner Mutter kann man nicht böse sein», berichtet ein suchtkranker Patient. «Sie ist immer nur liebenswürdig, heiter, völlig ohne Bosheit; da kann passieren, was will, egal was ich angestellt habe. Mein ganzes Leben habe ich versucht, ihr nicht weh zu tun.» Natürlich trat genau das Gegenteil ein, er wurde suchtkrank!

Eine gegensätzliche Variante des gleichen Themas ist öfter bei Vätern – aber auch bei vielen Müttern –, die Abhängigkeit fordern, zu finden. Für sie ist eine Selbstverständlichkeit, daß auch das erwachsene Kind zu gehorchen hat und sich stets nach ihren Wünschen und Bedürfnissen richtet. «Ich habe mich noch nie getraut, meinem Vater zu widersprechen», berichtete eine 45jährige Frau in der Therapie. Sie führte den Haushalt des Vaters und blieb ihm zuliebe ledig. Die Opferidentität ist in diesem Falle besonders deutlich. Da sie sich immer nur nach den Bedürfnissen des Vaters richtete, lernte diese Frau nie ihre eigenen kennen. Sie handelte in der Weise, wie sie glaubte, daß es der Vater wünsche, und sie dachte sogar so, wie sie glaubte, daß es der Vater von ihr erwarte. Ein eigenes Ich hatte sich nicht entwickelt.

Mitunter werden von den Eltern verschiedene Methoden im Wechsel eingesetzt, um Abhängigkeit zu erzwingen. Immer geht es dem abhängigen Elternteil darum, am Leben auch des erwachsenen *Kindes* möglichst wie ein Partner beteiligt zu sein. Entsprechend fühlt er sich wichtiger als der eigentliche Partner. Dies ist mitunter auch umgekehrt der Fall: «Meine Mutter ist in meinem Leben die wichtigste Person, danach erst kommt mein

Partner.» So die in der Therapie immer wieder zu beobachtende Einstellung zu dieser Problematik! Die Mutter wird zum Beispiel täglich besucht, alle Sorgen und Probleme werden nur mit ihr (!) besprochen, nicht mit dem Partner.

Eine weitere Form des emotionalen Mißbrauchs in der Familie ist daran zu erkennen, daß Kinder unerfüllte Wünsche der Eltern befriedigen sollen. Gemeint ist, daß die Unzufriedenheit eines Elternteils mit der eigenen Lebenssituation zum Antreiber dafür wird, die unerfüllten eigenen Wünsche ins Kind zu projizieren und dort zu verwirklichen.

## *Das Kind als Bedürfnisbefriediger unerfüllter Träume*

Manchmal ist es schwierig, sich mit dem, was es im Leben zu erreichen gibt, abzufinden, zu begnügen. So kann sich eine große innere Unzufriedenheit einstellen, weil bestimmte Lebensziele sich nicht erfüllen ließen: etwa der Traumberuf, der mangels Schulabschlüssen, Geldes oder widriger Lebensumstände nicht verwirklicht werden konnte; die finanzielle Lage, die als völlig unzureichend erlebt wird; der nicht gefundene Traumpartner, der wie ein Märchenprinz oder wie eine Märchenprinzessin mit Glanz, Macht, gesellschaftlicher Stellung und Liebe in die Glückseligkeit führen sollte. Diese und andere unbefriedigte Ziele und Träume können Eltern dazu bringen, ihr Kind zu mißbrauchen, insofern dieses dann stellvertretend all das zu erreichen hat, was ihnen selbst nicht möglich war.

Der Ehrgeiz eines Elternteils kann in den ersten Lebenswochen beginnen, wenn schon vom Säugling Leistungen erwartet werden, die er nicht erfüllen kann. Eine häufige Form der Überforderung ist beispielsweise eine verfrühte und rigorose Sauberkeitserziehung. Die Beherrschung der Schließmuskeln ist eventuell längst noch nicht möglich, das Training jedoch unerbittlich. Erschwerend kommt hinzu, daß Eltern an dieser Stelle manchmal mit Verachtung reagieren, wenn das Kind den falschen Erwartungen nicht entspricht. Überforderung kann sich durch alle weiteren Lebensphasen ziehen. Viel zu früh werden Kinder zum Beispiel dazu angehalten, ihre ganze Freizeit beim Training zu verbringen, damit Hochleistungssportler aus ihnen werden, mit dem Ziel, ihren Eltern den Ruhm, die Ehre und das Geld einzubringen, das diese durch ihr eigenes Leben nicht zu gewinnen vermochten. Die Lebenspläne solcher Eltern für ihr Kind haben nur das Ziel, ihre eigenen unbefriedigten Sehnsüchte zu befriedigen.

Es ist selbstverständlich gut und richtig, daß Eltern einen gewissen Stolz und eine besondere Freude bezüglich des Daseins ihrer Kinder empfinden. Ein Mißbrauch ist immer daran zu erkennen, daß das Kind die Defizite eines Elternteils ausgleichen soll. Das Kind wird hier nicht um seiner selbst willen geliebt, sondern ist in erster Linie dazu da, die innere Unzufriedenheit oder auch einen übermäßigen Ehrgeiz seiner Eltern oder eines Elternteils wettzumachen. Intuitiv wird das Kind dieses Verhalten als Mißbrauch wahrnehmen. Es bleibt jedoch mit diesem Konflikt allein, weil es mit seinen Eltern, die ja nur «das Beste wollen», nicht darüber sprechen kann. Es sieht sich einer übergroßen elterlichen Macht ausgeliefert, auf die es mit allen Fasern seiner Existenz angewiesen ist.

Ein Kennzeichen dieser Form des Mißbrauchs ist, daß Eltern besonders hart und gnadenlos reagieren, wenn das Kind ihr Ziel nicht verwirklichen kann oder will. «Nachdem klar war, daß ich die Ideale meines Vaters nicht verwirklichen konnte, hat er mich regelrecht verstoßen, er hat nicht mehr mit mir geredet und meine Anwesenheit ignoriert», so die Aussage eines Patienten, der daran gescheitert war, daß er den Erwartungen des Vaters nicht genügen konnte.

Die Haltung solcher Eltern ist immer von einer großen Selbstgerechtigkeit geprägt. Sie behaupten, nur das Allerbeste für ihr Kind zu beabsichtigen. Werden die geforderten Leistungen nicht erbracht, liegt es ausschließlich am Kind, das zu faul, zu träge, zu dumm oder böswillig ist. Jedenfalls ist an der Härte der Abwertung oder Verachtung, die im Falle des Nichtgenügens erfolgt, zu erkennen, daß es nicht um die Förderung des Wohls des Kindes geht; denn dann wären Verständnis, Gelassenheit, Wohlwollen, Zuneigung in der Haltung der Eltern zu erkennen. Kinder, die dazu auf der Welt sein sollen, um die Bedürfnisse ihrer Eltern zu befriedigen, werden in eine Rolle hineinerzogen, die sie selbst nicht gewählt haben oder wählen würden. Es wird ihnen aber eingeredet, daß es ihr eigener Wunsch sei, diese Rolle zu leben. Auch diesbezüglich werden die wahren Bedürfnisse unterdrückt und ignoriert.

Das Ausmaß, mit dem Eltern Druck auf ihr Kind ausüben, ist sehr unterschiedlich. Eine gewisse Anleitung und Orientierung ist erforderlich, damit ein Kind sich im gesellschaftlichen Raum zurechtfindet. Die wirksamste Methode der Erziehung ist das Lernen am Modell. Nur das, was Eltern vorleben, ist wesentlich. Mitunter steht das, was sie vom Kind fordern, jedoch im krassen Gegensatz zu dem, was sie selber leben. Mit unerbittlicher Strenge und Härte, verbunden mit Strafen und Verboten, werden Ziele durchgesetzt, die die Persönlichkeit des Kindes völlig mißachten.

Letztlich führt auch diese Form des Mißbrauchs in eine gefühlsmäßige Konfusion. Ein Kind ist zunächst nicht in der Lage zu unterscheiden, ob seine Bedürfnisse berechtigt sind oder nicht. Darf es zum Beispiel faul sein, obwohl die Eltern lieber ein fleißiges Kind hätten? Lieben die Eltern ihr Kind überhaupt noch, wenn es seine eigenen Wünsche befriedigen möchte? Dabei ist es doch angewiesen auf die elterliche Zuwendung! Der innere Widerstreit zwischen eigenen Wünschen und Bedürfnissen und denen der Eltern führt immer in Konflikte, die Schuldgefühle erzeugen und das Selbstwertgefühl schwächen, wenn nicht alle Forderungen erfüllt werden. Die Folge ist das «angepaßte Kind», der «angepaßte Erwachsene».

Wird der Wille des Kindes völlig gebrochen, entwickelt es sich zu einer gut funktionierenden Marionette. Aber gerade die

Unterwürfigkeit ihres Kindes, das keine eigene Persönlichkeit besitzt und weder die Ziele anderer noch eigene zu verwirklichen vermag, wird letztlich das sein, was die Eltern am meisten ablehnen und abwerten. Das völlig angepaßte Kind entspricht überhaupt nicht ihren hochgesteckten Zielen und wird mit scharfer Ablehnung, Abwertung und Enttäuschung konfrontiert. Hierdurch werden seine Chancenlosigkeit und Hoffnungslosigkeit weiter verfestigt – ein Teufelskreis, aus dem es kein Entrinnen zu geben scheint. Dieselbe Enttäuschung wird es zu spüren bekommen, wenn es den Anforderungen auf Grund mangelnder Begabung oder Intelligenz nicht genügen kann. Seine Eltern sind sich nicht darüber im klaren, daß es sich bei der Überanpassung um eine Persönlichkeitsstörung handelt, die durch ihr selbstsüchtiges Verhalten entstanden ist.

Die Rechnung des mißbrauchenden Elternteils wird häufig nicht aufgehen. Irgendwie rächt sich die Persönlichkeit des Kindes, wenn auch mit Hilfe eines furchtbaren Opfers. Es ist, als setze sich die Seele, die zerbrochen wurde, zur Wehr. Sie läßt nicht zu, daß der Mißbraucher an sein Ziel gelangt, und nimmt auf ihre Weise Rache. Betroffene sind sich nicht selten dieser Form des Rachenehmens bewußt! Irgendwie ist Erfolglosigkeit auch ein Protest gegen den Mißbrauch. Die Freude zu versagen, die Lust am Untergang sind nachvollziehbar, wenn verstanden wird, daß der Betroffene hierdurch triumphieren kann. Letztlich ist er stärker als der, der ihn mißbrauchen will. Intuitiv spürt das Kind, daß die Eltern nicht wirklich es selbst und sein Wohlergehen meinen, sondern in Wirklichkeit ihr Interesse verfolgen, zum Beispiel viel stärker daran interessiert sind, daß sie bei Nachbarn, Anverwandten usw. in einem guten Licht dastehen. Bestraft wird mit dem Versagen auch die Lieblosigkeit, die hinter dem Verhalten des entsprechenden Elternteils zu erkennen ist.

Menschen, die diese Form des Mißbrauchs an sich selbst erleben mußten, haben in ihrem Erziehungsmilieu nicht lernen können, sich wirklich zu wehren (Trotz ist letztlich keine geeignete Form des *Sichwehrens*) und die eigenen Lebensziele zu verfolgen. Wie allen Mißbrauchsopfern fällt es ihnen schwer, Ärgergefühle auszudrücken. Sie fühlen sich häufig unterlegen und sind besonders Autoritätspersonen gegenüber unsicher und hilflos. Die Abwertung, die sie immer wieder erleben mußten, nehmen sie schließlich an sich selbst vor. Ihr innerer Dialog ist von Selbstabwertung gekennzeichnet. Ständig suchen sie die Schuld bei sich selbst, auch wenn andere ihre Grenzen überschreiten, sie ausnutzen oder unterdrücken. In schwierigen Situationen weichen sie zurück und sind damit Konfliktvermeider mit allen negativen Folgen. Auch bei ihnen finden wir eine deutliche Opferidentität. Die Aggressionen, die sich nicht nach außen richten, werden gegen die eigene Person gewendet.

Psychosomatische Krankheiten, aber vor allem Suchtkrankheiten sind die Folge. Besonders Alkohol wirkt zunächst erleichternd, wird dann aber bald als «Dauerbetäubungsmittel» eingesetzt. Suchtkranke, die diesen Entwicklungsweg gehen mußten – und ihre Zahl ist nicht gering –, sind typische Spiegeltrinker; das heißt, sie trinken rund um die Uhr Alkohol (werden typischerweise auch nachts wach, um zu trinken), wodurch dauerhaft ein hoher Alkoholspiegel im Blut vorhanden ist, den sie schließlich wegen auftretender Entzugserscheinungen beibehalten müssen.

Wie oben beschrieben, haben Menschen zumindest intuitiv ein Gespür dafür, daß sie mißbraucht werden. Nicht selten provozieren extreme Forderungen der Eltern geradezu Widerstand oder Trotz. Daß Verweigerung letztlich auch eine Form der Anpassung ist, wird sich zeigen.

Als Alternative zur bedingungslosen Anpassung an die Bedürfnisse der Eltern verweigern viele Kinder die erwünschten Leistungen. Sie brechen Schullaufbahnen und Ausbildungen ab, lassen Begabungen bewußt verkümmern und zeigen auf diese Weise ihren Protest. Es entwickelt sich ein mehr oder weniger offener Kampf zwischen den Beteiligten. Mit der gesamten Energie, die zur Verfügung steht, wird dem Elternteil bewiesen, daß in dieser Weise mit einem nicht umzugehen ist. «Wenn du nur wolltest, dann könntest du ...!», so die häufigen Vorwürfe von Eltern, die sich nicht erklären können, warum vorhandene Begabungen nicht genutzt werden. Wie zu erkennen ist, versuchen Kinder, dem elterlichen Mißbrauch dadurch zu entkommen, daß sie genau das Gegenteil von dem tun, was von ihnen erwartet wird. Wenn die Eltern «A» sagen, tun sie «B»; sagen die Eltern «B», tun sie «A». Es ist offensichtlich, daß es auch hier um Anpassung geht – nämlich die Anpassung an das Gegenteil – und nicht um eine autonome Entscheidung.

Die Kämpfe zwischen Eltern und ihren Kindern können unerbittlich und unversöhnlich werden, mit tiefen Verletzungen auf beiden Seiten, ohne daß verstanden wird, daß das Kind nur eines im Sinn hat: Es will geliebt werden, so wie es ist! Da diese bedingungslose Liebe von den Eltern nicht zu haben ist, will es lieber auf jegliche Beziehung verzichten. Dies ist natürlich nicht möglich; denn die starken Haßgefühle, der unerledigte Konflikt werden es begleiten und eine negative Bindung an die Eltern aufrechterhalten.

Solche Eltern loben und beachten ein bestimmtes Verhalten und zeigen ihre Freude darüber. Lieben sie sich jedoch nicht lediglich selbst, wenn ihre Kinder nur dazu da sind, ihre Ziele zu verwirklichen? Und trotzdem werden sie immer behaupten, nur das Beste für ihr Kind zu wollen. Ihr Einsatz zeige doch deutlich, daß sie ihr Kind lieben. Wieder wird das Kind in eine zerstörerische Konfusion geraten. Muß es den Eltern glauben, die behaupten, alles aus Liebe zu ihm zu tun, oder darf es seiner Wahrnehmung trauen, daß die Eltern nur ihre eigenen egoistischen Ziele verfolgen? Weil jedes Kind eine große Sehnsucht nach elterlicher Liebe hat, wird es eher seiner Wahrnehmung mißtrauen als der Behauptung der Eltern, daß sie es lieben.

Solche Kinder werden innerlich zerrissen und im Zwiespalt sein, ob sie sich den Bedürfnissen der Eltern anpassen oder protestieren und Leistung demonstrativ verweigern wollen. Auch als Erwachsene werden sie unsicher sein bezüglich der Berechtigung ihrer eigenen Bedürfnisse und derer anderer Menschen. Noch im Erwachsenenalter stehen ihnen daher meist nur zwei entgegengesetzte Verhaltensweisen zur Verfügung: sich entweder den Forderungen anderer anzupassen und zu unterwerfen oder aber aus Trotz Verweigerung zu betreiben. Diese Zerrissenheit läßt sich meist nicht ohne Hilfe auflösen.

Menschen mit dieser inneren Problematik scheitern häufig. Sie versuchen zwar, frei zu werden von dem negativen Elternbild, kennen aber die richtigen Wege nicht. Sie leben in einem ständigen Gefühl der Unfreiheit: Wollen sie den Eltern beweisen, daß sie nicht solche Versager sind, wie sie prophezeiten, bleiben sie abhängig von deren Beurteilung. Es kommt dazu, daß sie leisten können, was immer möglich, die extrem hohen Erwartungen der Eltern können sie meist nie zufriedenstellen.

Je früher eine Störung der Eltern-Kind-Beziehung stattfindet, um so tiefer werden die Verletzungen sein. Von Bedeutung ist die Dynamik dieser frühen Verletzungen: Sie wirken wie ein Fluch, wie eine Prophezeiung, die sich immer wieder erfüllt («self-fulfilling prophecy»). So sehr ein Mensch auch versucht, sich gegen diese inneren Feinde zu wehren, letztlich werden sie stärker sein.

Ein immer wieder zu beobachtender Vorgang ist, daß solche Menschen mit viel Energie erreichen, was gesellschaftlich anerkannt ist: Berufsausbildung, Familiengründung, geschäftlicher Erfolg – und auf mysteriöse Weise wird alles wieder zerstört! Sie scheitern, liegen am Boden, um dann, nachdem sie alles verloren haben, mit neuer Energie, mit verstärkten Kräften wieder ans Werk zu gehen. Sie schaffen mit unglaublichem Einsatz etwas Neues – das sie wieder zerstören müssen. Es ist, als wäre ein innerer Bremser vorhanden, der sie letztlich daran hindert, glücklich zu werden.

Schließlich bleibt noch eine letzte Form des Mißbrauchs in der Familie zu erwähnen. Gemeint ist die Kindesmißhandlung, die, ähnlich wie die anderen Formen des Mißbrauchs, ebenfalls dadurch zustande kommt, daß Eltern unfähig sind, ihre eigenen inneren Schwierigkeiten zu verarbeiten. Die Ausführungen können kurz gehalten werden, da die Folgen dem sexuellen Mißbrauch sehr ähnlich sind.

# Die Kindesmißhandlung

Es ist ein Irrglaube, daß Kindesmißhandlung nur ein Problem der unteren sozialen Schichten sei. Richtig ist, daß alle gesellschaftlichen Schichten betroffen sind. Der Hintergrund der Kindesmißhandlung besteht häufig darin, daß Eltern selbst Opfer von exzessiver Gewalttätigkeit seitens ihrer Eltern waren oder zumindest selbst starke Ablehnung und Abwertung erfahren haben, die Aggressionen erzeugten, welche nicht verarbeitet werden konnten. Tief im Innern dieser Menschen finden wir unverheilte Wunden. Verstehen läßt sich Kindesmißhandlung am ehesten so, daß Eltern diese eigenen verletzten Anteile auf das Kind projizieren und sie dort bekämpfen.

Ähnlich wie bei sexuellem Mißbrauch sieht sich das mißhandelte Kind einer körperlichen Übermacht durch einen Elternteil gegenüber, der es hilflos ausgeliefert ist. Mitunter sind es geringfügige Anlässe, die zum Ausleben unkontrollierter Wut- und Haßgefühle in Form von körperlicher Gewalt führen. Die Strafen stehen in ihrer übersteigerten Härte in keiner Relation zum eigentlichen Vergehen. Manchmal liegt ein Vergehen überhaupt nicht vor, sondern es wird ein Anlaß konstruiert, um Gewalttätigkeit zu rechtfertigen. Die Opfer lernen dadurch früh, daß das Leben unberechenbar ist.

Gefährlich sind auch suchtkranke Eltern, die nach exzessivem Alkoholgenuß aggressiv verstimmt sind und im Ausleben von Gewalttätigkeit Erleichterung suchen. Nicht selten müssen die Opfer der Mißhandlung um ihr Leben bangen und erleiden panische Ängste. Die Persönlichkeit bricht unter dieser willkürlichen Gewalt zusammen.

Eine Möglichkeit, die grausamen Erfahrungen (scheinbar) zu bewältigen, ist, daß das Kind selbst zu der Überzeugung gelangt, die Strafe verdient zu haben. Es übernimmt die Einstellung des Täters und glaubt selbst, daß es schlecht sei. Dieser Mechanismus ist, wie schon beschrieben, unter der Bezeichnung «Identifikation mit dem Aggressor» bekannt. Das Kind nimmt Wut und Haß, die der Täter ungerechtfertigterweise gegen es richtet, förmlich in sich auf. Letztlich ist es der Haß des Täters gegen sich selbst, der dem Kind hier eingepflanzt wird.

Das Abspalten von Gefühlen ist auch hier ein häufiger Schutz- und Abwehrmechanismus. Wie schon beim sexuellen Mißbrauch beschrieben, verlassen Kinder förmlich ihren Körper und verspüren so Schmerzen und Angst nicht mehr. Die Gefühle sind wie abgestellt, und nicht selten wird der Aggressor noch provoziert: «Schlag ruhig, es tut überhaupt nicht weh!» Auf die grausamen Folgen dieses Abwehrmechanismus für die Seele wurde schon mehrfach hingewiesen.

*Eine abschließende Bewertung des emotionalen Mißbrauchs in der Familie:*

Emotionaler Mißbrauch in der Familie zeigt deutliche Parallelen zum Allerleirauh-Schicksal. Die Opferidentität, die Unfähigkeit, sich aus falschen Sicherheiten zu lösen, psychosomatische Krankheiten, Selbsthaß und besonders die Unfähigkeit, an entscheidender Stelle den eigenen Wahrnehmungen zu trauen, haben wir als Folgen des emotionalen Mißbrauchs in der Familie erkannt. Die Therapie dieser Störungen kann sich durchaus an die Aussagen des Märchens anlehnen. So muß ein Weg gefunden werden, die innere Wut zum Ausdruck zu bringen, die zur Überwindung der Opferidentität verhilft. Die Aggressionen, die Betroffene immer wieder gegen sich selbst gerichtet haben, sollen in der Therapie unschädlich für sich selbst und andere ausgelebt werden. Hier helfen zum Beispiel Rollenspiele und Psychodrama, die eine Befreiung der Persönlichkeit fördern. Immer gilt es zu erkennen, daß das eigene Leben für sich selbst als höherwertig anzusehen ist als falsche Erwartungen und Ansprüche der Eltern (Überwindung der Schuldgefühle). Therapie sollte Trauerarbeit ermöglichen: wegen verpaßter Chancen und Irrungen, vor allem aber über das ertragene Leid: Es geht um den Aufbau sicherer Grenzen gegen unberechtigte Ansprüche, die Entwicklung des inneren Königreichs zu einem selbstbestimmten Leben.

# Exkurs: Sektenterror – Eine andere Form von Seelenmord

Seelenmord erfolgt nicht allein durch Mißbrauch in der Familie. Es scheint mir sinnvoll, an dieser Stelle beispielhaft noch eine weitere Form von Mißbrauch zu untersuchen: die psychische Vergewaltigung von Menschen, wie sie in Sekten geschieht. Dabei wird deutlich werden, daß viele Parallelen zum sexuellen Mißbrauch zu beobachten sind. Es soll auch gezeigt werden, welch harte Methoden angewendet werden, um aus der erzeugten Abhängigkeit herauszuführen.

Verschiedene Sekten sind eigentliche kriminelle Vereinigungen, die Menschen, welche in ihren Bannkreis geraten, einer regelrechten Gehirnwäsche unterziehen. Dabei bedienen sie sich sehr subtiler Techniken, um die angestrebte Hörigkeit herzustellen. Meist sind es labile Personen, die von den Heilsversprechen angelockt werden. Sie sind oft schnell bereit, dafür ihre Entscheidungsfreiheit zu opfern, und lassen sich leicht für die Zwecke und Bedürfnisse der Leiter der Sekte mißbrauchen. Die anfänglich wohlwollende und Geborgenheit vermittelnde Haltung der *Trainer* beziehungsweise Schüler des Meisters befriedigt genau die Defizite und geheimen Sehnsüchte der neuen Mitglieder.

Sobald in solcher Weise eine Vertrauensbasis hergestellt worden ist, schlägt die Stimmung um, und eine aggressive und gewalttätige Szenerie entsteht. Die Mitglieder werden zum Beispiel Züchtigungen unterzogen, sind Zeugen von Züchtigungen oder müssen selbst solche durchführen. Sie werden zu kriminellen Handlungen bis hin zum Mord gezwungen oder sind zumindest Mitwisser und haben sich dadurch selbst straffällig gemacht. Das Netz der Abhängigkeit wird immer enger gezogen, bis zuletzt der Betreffende selbst um sein Leben fürchten muß, da ihm bei Verletzungen von Regeln, beim Verrat von Geheimnissen der Sekte mit dem Tod gedroht wird. Durch ein gezieltes Terrorregime, in dem wahllos behauptet wird, daß einzelne gegen die Regeln verstoßen haben, und willkürliche Bestrafungsrituale erfolgen, wird die Angst des einzelnen Mitglieds in einer Weise geschürt, die zu ständiger Todesangst und damit zu einem extremen Dauerstreß führt. Es entsteht eine ähnlich fatale Komplizenschaft wie beim sexuellen Mißbrauch.

*Erleichterung* von diesen panischen Ängsten kann der Betroffene nur durch totale Unterwerfung erreichen. Die eigene Persönlichkeit geht dabei verloren, und es entwickelt sich eine Hörigkeit, eine *Sucht nach Unterwerfung*. Sklavisch werden alle Befehle ausgeführt, Widerstand ist nicht möglich. Die Mitglieder verhalten sich bei den alltäglichen Anforderungen bald selbst völlig skrupellos, etwa beim Anwerben neuer Mitglieder oder beim Begehen krimineller Handlungen. Versucht ein Mitglied auszusteigen, wird es verfolgt und im Extremfall hingerichtet. Eigentlich wollen fast alle aus der Hörigkeit aussteigen, doch da sie durch eigene Delikte Gesetze übertreten haben, gestaltet sich dies besonders schwierig.

Das Entscheidende ist jedoch, daß durch den Terror, durch die ständige Todesangst die Seele ermordet wurde. Wie den Inzestopfern bleibt Mitgliedern solcher Sekten kein anderer Ausweg, als in allem nachzugeben, ihre Persönlichkeit zu opfern und sich dem Aggressor zu unterwerfen, ja, sich sogar mit ihm zu identifizieren. Erst wenn der Aggressor spürt, daß der Wille völlig gebrochen ist, kann er mit seinem Terror nachlassen, doch die Drohung bleibt bestehen, daß es keine Änderung geben kann und jeder Widerstand zwecklos ist.

Die Bedrohung, die von diesen kriminellen Vereinigungen ausgeht, wird viel zu häufig unterschätzt. Die Opfer erwartet nicht nur absolute Abhängigkeit und ein Abgleiten in die Kriminalität, sondern auch der Verlust von materiellem Besitz, emotionale Verelendung und nicht selten Suchtmittelabhängigkeit.

Die Möglichkeiten, aus den Klauen einer solchen Sekte herauszukommen, sind gering. In den USA beauftragen wohlhabendere Familien, deren Kinder in die Hörigkeit von Sekten geraten sind, nicht selten erfahrene Kenner der Situation, die mit illegalen Mitteln das *austreiben,* was die Sekte in ihr Mitglied *eingebrannt* hat. Das Sektenopfer wird erneut einem Terror ausgesetzt, diesmal allerdings mit dem Ziel, auszurotten, was die Sekte einpflanzte. Mit ähnlichen Mitteln wie diese, zum Beispiel mit pausenlosem Anschreien in Form wüster Beschimpfungen, durch Schlafentzug und Verweigern der Nahrung, wird der Sektenanhänger erneut gepeinigt, um die Sektenidentität zu zerstören. Die Erfahrung hat gezeigt, daß freundliches, wohlmeinendes Zureden und logisches Argumentieren völlig wirkungslos sind. Erst nach dieser äußerst schmerzhaften Prozedur, die mit der Härte eines Heroinentzugs vergleichbar ist, kann die Realität wieder wahrgenommen werden. Erst jetzt, da er Abstand davon gewonnen hat, vermag der Betroffene die Situation, in der er sich befand, in ihrer ganzen Tragweite zu erkennen.

Nun kann die Persönlichkeit wieder aufgebaut werden. Doch es reicht nicht aus, daß eine Befreiung aus der Sektenidentität stattgefunden hat, vordringlich sind die Fragen: Was hat gefehlt? – Wieso ist jemand von der Sekte abhängig geworden? – Welche inneren Defizite sind vorhanden? Kinder aus wohlhabenden Familien suchen in Sekten oft eine Alternative zur Überbewertung materieller Güter und äußerer Symbole wie Macht und Reichtum bei fehlender emotionaler Wärme und Zuneigung. Ihr Leben ist übersättigt von materiellen Dingen und Äußerlichkeiten, so daß eine Leere und Gefühle der Sinnlosigkeit entstehen, die in der Anfangsphase der Sektenzugehörigkeit scheinbar aufgehoben werden.

Ob dieses harte Vorgehen beim Brechen der Hörigkeit gerechtfertigt ist und moralisch verantwortbar, darüber läßt sich streiten. Eine Bewertung soll an dieser Stelle nicht vorgenommen werden. Von Bedeutung ist hier nur die Kenntnis der Mechanismen, die bei Seelenmord wirksam werden und eine oft schwer verständliche Abhängigkeit erzeugen.

3. Teil

# Sexueller Mißbrauch und Sucht

# Ein Fall von Sexsucht

Der nachfolgend wiedergegebene Brief eines männlichen Mißbrauchsopfers soll den Zusammenhang zwischen sexuellem Mißbrauch und dem Symptom der Sexsucht, einer seelischen Abhängigkeitskrankheit, die die ursprüngliche Abhängigkeit vom Täter überlagert, deutlich machen. Ich veröffentliche dieses intime Geständnis über den Weg in die Sexsucht mit der Genehmigung des Schreibers. Es gewährt einen Einblick in die innere Qual und Not eines Betroffenen und soll auch dazu beitragen, Vorurteile abzubauen und das Krankheitsbild der Sexsucht besser zu verstehen. Es handelt sich um einen Brief, den Herr K. verfaßte, als er nach mehreren gescheiterten Selbsthilfeversuchen und abgebrochenen Therapien nicht mehr weiter wußte.

*Sehr geehrte Dame!*
*Sehr geehrter Herr!*

*Ich wende mich an Sie, weil ich Hilfe brauche und einfach nicht mehr weiter weiß. Durch ein Kindheitserlebnis vor 33 Jahren (!) bin ich in meinem Leben dermaßen stark beeinträchtigt, daß ich mit zunehmendem Alter lebensuntüchtig wurde.*

*In der Vergangenheit unternahm ich zweimal den Versuch, mir Hilfe von außen zu holen. Leider ohne Erfolg! Ich wurde von niemanden ernst genommen.*

*Zunächst möchte ich Ihnen den o. g. Vorfall schildern und im Anschluß daran meine Reaktion.*

*Sommer 1959, kurz vor meinem sechsten Geburtstag: Meine Mutter hatte einen neuen Freund kennengelernt. Ich mochte ihn sofort. Er war groß, schlank und hatte pechschwarzes Haar.*

*Vom ersten Augenblick an war er sehr freundlich und aufmerksam zu mir. Es verging kein Tag, an dem er nicht mit mir spielte. Die Zeit und Lust dazu hatte er ständig.*

*Irgendwann kaufte er sich für sein Fahrrad einen Kindersitz und brachte zusätzlich zwei Wasserpistolen mit. Von nun an fuhr er täglich mit mir spazieren. Am häufigsten hielten wir uns im Wald auf, in dem wir ausgelassen spielten.*

*Dann kam der Tag, an dem er sich absichtlich so gut versteckt hielt, daß ich ihn nicht finden konnte. Plötzlich überkam mich eine unheimliche Angst und Panik. Ich fing an zu weinen und schrie nach ihm, aber er ließ sich nicht sehen.*

*Erst nach langer Zeit kam er aus seinem Versteck hervor, lachte mich aus und machte sich lustig über mich. Von da an hatte er mich so weit, wie er mich haben wollte.*

*Es dauerte nicht mehr lange, und er zeigte mir, wie man sich selbst befriedigt. Von diesem Zeitpunkt an mußte ich es jeden Tag vor ihm machen. Er verlangte von mir, daß ich es mehrmals hintereinander machen sollte.*

*Immer wenn der kleine Körper es nicht mehr konnte, schlug er mich. Hierfür nahm er den mit scharfkantigen Glasperlen besetzten Ledergürtel seiner Nietenhose und zerschlug mir den Rücken. Für den Fall, daß ich irgend jemandem davon erzählte, drohte er, mich totzuschlagen. Meine Körperpflege übernahm von da an er.*

*Dieses Martyrium wurde endlich beendet, als ich zu Besuch bei meinen Großeltern war und ich meinen zerschundenen Körper vor der Großmutter nicht mehr verstecken konnte. Nach anfänglichem Sträuben erzählte ich ihr ängstlich von den Mißhandlungen. Daraufhin ging sie mit mir zum nahegelegenen Polizeirevier. Der Beamte befragte mich intensiv und versicherte mir, daß ich keine Angst zu haben brauchte, denn der «Kerl» komme sofort ins Gefängnis.*

*So war es denn wohl auch. Ich sah diesen Mann nie wieder, brauchte auch nicht zur Verhandlung zu gehen. Seinen vollständigen Namen weiß ich allerdings heute noch!*

*Für die Erwachsenen war damit der Fall erledigt. Sie hatten ihre Pflicht getan. Vermutlich bekam er eine Freiheitsstrafe. Meiner Mutter wurde das Aufenthaltsbestimmungsrecht entzogen, und ein Mitarbeiter des Jugendamtes brachte mich unterernährt, mit offenen, eitrigen Beinen, zerschlagenem Rücken und weiteren Mangelerscheinungen zu meinen Großeltern – das war's!*

*Nach dieser getanen Pflicht kümmerte sich keiner mehr um diese Vorkommnisse. Im Gegenteil: Meine durch diesen Mann hervorgerufene Triebhaftigkeit wurde, wenn ich ihr nachkam, bestraft. Meine Großmutter achtete darauf, daß ich ja mit den Händen über der Bettdecke einschlief. Als jedoch alle gutgemeinte Aufmerksamkeit sowie Drohungen mit Bibelzitaten nicht reichten und sie mich trotzdem immer wieder beim Onanieren erwischte, griff sie zu einem sehr harten Mittel: In unserem Dorf lebte ein Mann, der als Knecht bei einem Bauern arbeitete, von Geburt an einen Buckel hatte und ein Bein nachzog. Als dieser an unserem Haus vorbeiging, nahm sie mich bei der Hand, zog mich ans Fenster und sagte: «Sieh dir den an, so sieht ein Mensch aus, der von Gott wegen seinem liederlichen Lebenswandel bestraft wurde!» Das saß!*

*Von nun an hatte ich ein noch schlechteres Gewissen, wenn ich mich anfaßte, als vorher. Nicht nur die Menschen, die ich liebte, waren zornig auf mich, sondern nun auch noch der liebe Gott!*

*Es war der Anfang der Heimlichkeiten, des Schummelns, der Lügengeschichten, des «Nicht-darüber-Sprechens»; und alles mit einer unsagbaren Angst und einem überaus schlechten Gewissen.*

*Mein Sexualtrieb war jedoch nun so stark, daß ich alle Möglichkeiten nutzte, um eine wie auch immer geartete Befriedigung zu erlangen.*

*So hatte ich Ende der Grundschulzeit großen Erfolg bei Mädchen in unserer Umgebung. Mit ihnen hatte ich schon als Elfjähriger Geschlechtsverkehr.*

*Mein ganzes Denken und Handeln bezieht sich seit damals bis ins heutige Alter nur auf Sexualität. Ich suchte nur noch Kontakt zum anderen Geschlecht. Niemals machte ich das, was andere Jungen beziehungsweise Männer taten, wie zum Beispiel Fußballspielen oder ähnliches.*

*Immer weniger war ich in der Lage, mich auf etwas anderes als auf Sex zu konzentrieren. Alles, was ich tat, bezog sich darauf. Selbst Bücher, Magazine, Zeitschriften, Filme, Kneipenbesuche, Selbsthilfegruppen, Arbeitsstellen usw. suchte ich immer nur unter diesen Gesichtspunkten aus. Mit nichts anderem konnte ich mich bisher über einen längeren Zeitraum beschäftigen.*

*Meine erste Lehrstelle verlor ich, weil ich einem sexuellen Erlebnis nachjagte.*

*Um Erotik oder Sex wenigstens teilweise zu erleben, stahl und log ich, unterschlug und betrog. Ich bin ein hervorragender Schauspieler, wenn es darum geht, ein sexuelles Erlebnis herbeizuführen. Die Quelle meiner Tricks ist schier unerschöpflich, um hier aktiv zu werden.*

*Selbst Streit, der Verlust einer Arbeitsstelle oder eines Menschen, der mich liebt, ist mir egal, wenn ich die Möglichkeit sehe, meinen Trieb auszuleben.*

*So rief ich bei meiner damaligen Ehefrau mit aller Kraft einen künstlichen Streit hervor, bis es soweit war, daß ich «auszog». Es war oftmals so, daß ich meine Koffer packte, mein anteiliges Geld mitnahm und die gemeinsame Wohnung verließ. Nachdem ich erreicht hatte, was ich wollte, kam ich wieder bei meiner Frau angekrochen.*

*Dieses Spiel wiederholte ich innerhalb eines Jahres mehrfach. Ich war nicht in der Lage, mich dagegen zu wehren. Jedesmal wurde ich nervös und aggressiv.*

*Bei der Auswahl meiner Geschlechtspartnerinnen war es mir egal, wer, was oder wie sie waren. Mich interessierte weder ihr Alter noch ihr Aussehen.*

*Moralische Bedenken waren mir fremd. Nicht einmal vor meiner Schwester, meiner Schwägerin, meinen Tanten, meiner*

*Cousine, den Frauen von Freunden, Schulkameradinnen meiner Kinder, der Frau oder Tochter des Nachbarn, Freundin oder Mutter meiner jeweiligen Freundin ... machte ich halt, es war mir egal. Selbst das frühe Eingehen einer Ehe mit einer sexuell sehr freizügigen und aufgeschlossenen Frau brachte keinen Stillstand dieses Extrems.*

*Ewig auf der Suche nach sexueller Befriedigung, war ich nicht in der Lage, mir ein «vernünftiges» Leben (Beruf, Familie, Hobbys, Freunde usw.) aufzubauen. Ich entwickelte ein immer stärker werdendes «Suchtverhalten» und ließ dabei alle anderen Fähigkeiten verkümmern.*

*Das Endresultat ist, daß ich mein bisheriges Leben zerstört habe, vollkommen vereinsamt bin und bis an die Schädeldecke vollgepfropft bin mit Komplexen und Angstgefühlen, die es mir unmöglich machen, ein normales und ausgefülltes Leben zu führen.*

*Sehr früh fing ich zudem noch an, mich mit Hilfe von Alkohol so zu geben, wie ich gerne wäre. Mit seiner Hilfe schaffte ich es, meinen Bedürfnissen nachzukommen. Da ich gesellschaftlich immer weniger zu bieten hatte, fiel es mir immer schwerer, meinem triebhaften Verhalten nachzukommen. Nur unter extrem großem Aufwand psychischer und physischer Kräfte war mir dies möglich. Diese Gier hat mir meine ganze Energie genommen.*

*Im Laufe der Zeit zeigten sich dann drei bedeutende Sexualverhalten:*

*Einmal ist es der Voyeurismus. Oftmals ist nur das Beobachten befriedigender als alles andere. Um diese Art der Befriedigung zu erlangen, brachte ich mich in der Vergangenheit in äußerst peinliche Situationen. Zudem bewirkt diese Veranlagung ein zusätzlich schlechtes Gewissen. Denn selbst in unserer Zeit gilt ein Spanner immer noch als pervers.*

*Zweitens ist es mein Verlangen nach jungen Mädchen. Für mich gibt es nichts Schöneres, als solch eine sogenannte Kindfrau erleben zu dürfen. Ich bin fasziniert von solch einem jungen und sauberen Körper. Mein sexuelles Verhalten zu solch einem Mädchen unterscheidet sich sehr von dem zu einer reiferen Frau. Allerdings spielt sich hier nur noch in der Phantasie etwas ab. Denn aufgrund meines Alters wird sich höchstwahrscheinlich solch ein Traum nicht mehr erfüllen lassen.*

*Des weiteren neige ich stark zum Fetischismus. Die Intimwäsche einer weiblichen Person spricht mich total an und bringt meine Phantasie zum Überschäumen.*

*Hinzu kommen noch meine anormalen Sexpraktiken. Selbst in einer festen Partnerschaft bei überdurchschnittlich häufigem Verkehr brauche ich die Selbstbefriedigung, die an manchen Tagen ein halbes dutzendmal überschreitet.*

*Schon nach kurzer Zeit befriedigt mich der Verkehr mit derselben Partnerin immer weniger. Mit zunehmendem Alter verhielt es sich so, daß ich nach dem Verkehr eine unheimliche Leere verspürte. Hinzu kam, daß ich immer öfter keine Erektion beziehungsweise keine Ejakulation erreichte.*

*Heute bin ich psychisch so weit, daß ich starke Potenzstörungen habe. Es machte mir nicht allzuviel aus, wenn da nicht der Kopf immer noch auf sexuelle Erlebnisse ausgerichtet wäre. Es ist, als wäre da ein großes Loch entstanden, das ich nicht einfach mit anderen Dingen füllen kann.*

*Mein Leben wird einzig und allein von meinen Ängsten bestimmt. Ich verlor fast gänzlich den Kontakt zu meinen Mitmenschen. Es fällt mir zunehmend schwerer, in der Öffentlichkeit aufzutreten. Unbekannte Menschen und Situationen machen mir dermaßen angst, daß es zu Schweißausbrüchen und Herzrasen kommt. Meine Hände und Beine zittern mitunter so stark, daß ich glaube zusammenzubrechen.*

*Genau dasselbe Verhalten zeigt sich auch bei Streit. Hier reicht es schon, wenn ich nur annehme, es gibt eine Auseinandersetzung.*

*Ich bin nicht in der Lage, meine Ansprüche anzumelden, und schon gar nicht, sie durchzusetzen. Ich kann mich einfach nicht behaupten. Mein Selbstwertgefühl ist vollkommen im Keller.*

*Ich traue mir nichts mehr zu, weder privat noch beruflich. Selbst einfache alltägliche Situationen kann ich nicht mehr bewältigen.*

*Ich kann auf Dauer keine Liebe geben und schon gar nicht annehmen. Wenn mir jemand sagt, er mag oder liebt mich, glaube ich es nicht.*

*Ich sehe nichts Schönes mehr, empfinde keinerlei Freude. Meine Zukunft sehe ich wie einen dunklen, nie endenden Tunnel, ohne auch nur ein Licht zu ahnen. Jede wache Minute ist geprägt von meiner negativen Denkweise. Früher konnte ich wenigstens noch weinen, das ist inzwischen vorbei. Jetzt habe ich lediglich einen «Frosch im Hals», und die Augen sind benetzt. Zu einem Ausbruch kommt es nicht mehr, daher bin ich bis in die Haarspitzen vollgepumpt. Durch dieses Verhalten mache ich mir und anderen alles mies. Es ist so weit, daß sie in meiner Nähe die Hölle erleben. Das jüngste Beispiel ist die Beendigung einer langjährigen Partnerschaft mit meiner letzten Freundin: Als ich sie kennenlernte, war ich von ihr begeistert. Es war angenehm in ihrer Nähe. Sexuell war sie für mich das, was ich immer gesucht hatte, obwohl oder gerade weil sie 14 Jahre jünger ist als ich. Ich faßte sie gern an und ließ mich auch gern anfassen. Mit ihren drei Kindern kam ich sehr gut zurecht. Ihre Eltern nahmen mich vorbehaltlos an. Ich war happy, und ich ließ es jeden wissen. Mit ihr wollte ich eine neue Familie gründen, eine größere Wohnung haben. Alles in allem war ich glücklich. Aber dann machten sich zunehmend wieder meine Ängste breit. Ich fing an, nur noch negative Punkte bei ihr, bei mir, bei den Kindern und im gesamten Umfeld zu suchen. Das, was mal schön war, wich jetzt nach und nach dem Negativen. Ich begann, mir die Zukunft nur noch schwarz auszumalen. Nun hatte ich Angst, ihren und meinen Kindern nicht mehr gerecht zu werden, zog mich aus ihrer Familie zurück und war innerlich nicht mehr bereit, Verantwortung zu übernehmen. Ich wandte mich von ihr ab und fand immer weniger Freude am Verkehr mit ihr. Immer häufiger verletzte ich sie und ließ anderen Personen mehr Aufmerksamkeit und Freundlichkeit zukommen als ihr. Irgendwann hat sich dann dieses*

*Negative in meinem Kopf so stark manifestiert, daß ich es als real empfand. Nach zwei Jahren war dann endgültig Schluß.*

*Diesen Mechanismus kenne ich aus vielen anderen Situationen, nicht nur in der Partnerschaft. Ich kenne diese Reaktion genau und weiß, welche negativen Wirkungen sie hat. Trotzdem kann ich mich nicht dagegen wehren. Mit diesem Verhalten stieß ich bisher jeden Menschen von mir weg: meine Exfrau, meine Kinder, meine Geschwister und einige Freundinnen. Warum? Ich weiß es nicht! Vielleicht will ich mich damit bestrafen, treffe aber auch immer den anderen. Jedenfalls, am Ende zerstöre ich mich immer selbst damit.*

*Ebenso extrem ist mein Verhalten, wenn ich abgelehnt werde oder das Gefühl habe, abgelehnt zu werden. Ich kann einfach nicht damit umgehen, «verstoßen» zu werden. Schon meine Großmutter wollte mich, als ich 14 Jahre war, nicht mehr zurückhaben. Sie lehnte mich mit den Worten ab: «Jetzt bist du versaut!», und somit kam ich ins Heim.*

*Jedesmal wenn ich aus einem der Heime ausriß, lief ich zu meinen Eltern. Und jedesmal umarmte und küßte mich meine Mutter mit den Worten: «Mein Schatz, ich liebe dich.» Ich bekam zu essen, etwas Geld und Zigaretten. Wenig später war die Polizei da, um mich wieder ins Heim zu verfrachten.*

*Meine Exschwiegereltern mochten mich nicht und ließen es mich fühlen. Achtzehn Jahre lang mußte ich das ertragen. Bei jedem Besuch von ihnen ging es mir schlecht, und ich war nicht in der Lage, mich zu wehren. Bis zum Schluß wußte ich nicht, wie ich die Mutter meiner Frau ansprechen sollte. Und immer wieder war ich freundlich und biederte mich mit Geschenken und Aufmerksamkeiten an.*

*Selbst meine Exfrau belog mich. Immer wieder sagte sie, daß sie mich liebe, daß es sie nicht störe, daß ich kleiner sei als sie – bis zu dem Moment, wo sie einen anderen kennenlernte, der genau das Gegenteil von mir war. Er war größer, stärker, sowohl psychisch als auch physisch. Er konnte tanzen, trat gut und sicher auf.*

*So ging es mir auch in anderen Liebesbeziehungen. Erst die großen Liebesbezeugungen und danach ein Neuer, der das genaue Gegenteil von mir war!*

*Das sind unter anderem auch die Gründe, nicht mehr glauben zu können, wenn jemand sagt, er liebe mich.*

*Ich habe das Empfinden, daß die Menschen nur so lange bei mir bleiben, bis sie ausreichend Selbständigkeit erreichen beziehungsweise genügend Unterstützung durch andere erhalten.*

*Was noch erwähnenswert ist, ist mein Panzer, den ich mir im Laufe der Jahre aufbaute, um meine Komplexe vor anderen zu verstecken.*

*Alle meine ehelichen Kinder sind nicht getauft. Meinen Kindern und meinen Mitmenschen gegenüber erklärte ich, daß ich gegen Kindstaufe sei und ich den Kindern überließe, ob sie der Kirche beitreten wollten oder nicht.*

*Einige Beerdigungen von Menschen, die mir irgendwie nahe standen, besuchte ich nicht, auch nicht die Beerdigung meiner Mutter. Ich begründete dies damit, daß wir kein Mutter-Kind-Verhältnis gehabt hätten und es jetzt zu spät sei.*

*An keiner der Hochzeiten meiner Geschwister oder Bekannten nahm ich teil. Ich sagte ab, weil ich grundsätzlich nicht zu solchen kirchlichen Feierlichkeiten gehe.*

*Körperlichen Auseinandersetzungen wich ich aus mit dem Hinweis, Gewalt abzulehnen.*

*Für meine Mitmenschen lauter einleuchtende Erklärungen! Die Wahrheit ist, daß ich einfach zu feige war!*

*Vor genau zehn Jahren stand ich vor annähernd derselben Erkenntnis. Die Reaktion darauf war ein Suizidversuch. Obwohl ich es ernst meinte, blieb es nur beim Versuch, denn ich verkalkulierte mich mit der Wirkung der Tabletten. Wahrscheinlich würde ich heute einen Selbstmordversuch nicht wiederholen, da ich zuviel Angst(!) vor dem Sterben habe. Jedoch habe ich Angst, schon zu Lebzeiten tot zu sein, Angst vor dem gänzlichen psychischen Verfall. Ich möchte nicht so enden wie meine Mutter!*

Versuchen wir diese Entwicklung zur Sexsucht tiefer zu verstehen, dann müssen wir uns in das kleine Kind von sechs Jahren einfühlen. Zunächst ist deutlich, daß die Beziehung zu den Eltern gestört ist: Der Vater ist nicht vorhanden, die Mutter in erster Linie mit ihren Liebhabern beschäftigt. Herr H. ist häufig sich selbst überlassen – eigentlich ist er überflüssig. Gefühlsmäßig verhungert er geradezu, und so wird ihn sein Hunger nach Liebe lebenslänglich begleiten. Die Aufmerksamkeit, die ihm der Freund der Mutter zukommen läßt, ist für ihn etwas Wunderbares. Da ist jemand, der sich intensiv um ihn kümmert, der ihn spüren läßt, daß er wichtig ist, der genau das ersetzt, was ihm die Mutter nicht geben konnte. Entscheidend ist, daß er zum erstenmal das Gefühl hat, wirklich geliebt zu werden; dies suggeriert der spätere Mißbraucher. Sein Interesse gilt in Wirklichkeit nicht der Person, und seine Gefühle haben mit tatsächlicher Liebe nichts gemeinsam. Sie haben nur ein Ziel: sexuelle Ausbeutung. Dies wird jedoch von dem Sechsjährigen nicht verstanden, vielmehr muß er die Gefühle für echt halten. Seine Liebesgefühle werden mißbraucht.

Wie entscheidend erste sexuelle und Liebeserfahrungen sind, läßt sich an diesem Fall erkennen. Sie wirken prägend für alle weiteren Erfahrungen. Der Zwang zur Wiederholung entwickelt sich in der Realität so, daß der Patient nun seinerseits Liebesgefühle vortäuschte, um seine sexuelle Gier zu befriedigen. Sehr schnell lernte er die Schwächen und heimlichen Sehnsüchte seiner Mitmenschen erkennen und entwickelte immer perfektere Methoden der Suggestion von Liebesgefühlen. Mit diesen Fähigkeiten war er, wie er selbst erkannte, eine Gefahr für seine Mitmenschen. Natürlich wußte er, daß seine Gefühle völlig unecht waren, daher setzte er dasselbe bei den Partnerinnen voraus und konnte auch ihren Gefühlen nicht trauen. Hinter seiner Gier war das Bedürfnis nach echter Liebe und wirklicher Zuneigung immer vorhanden, ohne daß er es befriedigen konnte.

Betrachten wir die Entwicklung in einem größeren Zusammenhang, dann sucht der Patient immer noch die Liebe der Mutter. Wie in seinen Schilderungen deutlich zu erkennen ist, mußte er diese schmerzlich vermissen. Für eine gesunde emotionale Entwicklung ist die frühe Bindung an die Mutter wesentlich. Die unbedingte Liebe, die der Säugling und das Kleinkind in der ersten Lebensphase von der Mutter *nicht* erfährt, läßt solch extremen Hunger nach Liebe entstehen. Auf diese Weise wurde der Patient anfällig für die *Opferrolle* und für sexuellen Mißbrauch. Die «Liebe» seines Mißbrauchers füllte scheinbar die Lücke, die die nicht erfahrene Mutterliebe hinterlassen hatte.

Den Mißbrauch, den der Patient an vielen Frauen seinerseits verübte, kann man auch als Rache verstehen, die er an ihnen, stellvertretend für die Mutter, nahm. Während der Therapie beschrieb er starke Haßgefühle, die er allen Frauen gegenüber habe. Natürlich mußten auf dem Hintergrund seiner Entwicklung alle Versuche, echte Liebe und Zuneigung zu erfahren, scheitern. Die Heilung des *inneren Kindes,* das von der Mutter nicht angenommen wurde, war in der Therapie ein wichtiges Thema.

## *Merkmale der Sexsucht*

Wie bei jeder Suchtkrankheit ist ein wesentliches Merkmal der Sexsucht der Verlust der Kontrolle über das süchtige Verhalten. Ein weiteres wesentliches Kriterium einer Sucht ist der Verlust der Befriedigung. Eßsüchtige erreichen zum Beispiel trotz extremer Eßexzesse keine Sättigung, bei Alkoholikern stellt sich ebenfalls trotz extremer Alkoholmengen die gesuchte Beruhigung nicht mehr ein, bei Sexsüchtigen bleibt nach Geschlechtsverkehr nur ein quälendes Leeregefühl, das zu erneutem Zwangsverhalten – Suchtverhalten – zwingt.

Sexsüchtige suchen durch «Liebe» und Sexualität innere Probleme zu bekämpfen, zum Beispiel Schmerz, Enttäuschung, Angst, Haß, um die wichtigsten zu nennen. Natürlich flüchten auch andere Menschen mitunter in Sex- und Liebesabenteuer, um ihre inneren Schwierigkeiten zu vertuschen, aber anders als bei Süchtigen erleben sie keinen Kontrollverlust.

Weitere Parallelen zu anderen Suchtformen werden in der Selbstschilderung deutlich: depressive Verstimmungszustände; der seelisch-moralische Verfall; der Verlust von Wertvorstellungen; Suizid oder Suizidabsichten; Verlust persönlicher Beziehungen; die Unfähigkeit, zielgerichtet ein befriedigendes Leben aufzubauen: Beruf, Freizeit, Hobby, Freundschaften; Umsteigen auf andere Suchtmittel, in diesem Falle Alkohol; ein chronisches Gefühl der Leere oder Langeweile. Gegen dieses Gefühl der Leere wird Sex wie eine Droge eingesetzt.

Sexsucht ist eine Krankheit, die wie jede andere Sucht nur mit Abstinenz zum Stillstand gebracht werden kann. Da das Suchtverhalten zwanghaft ausgeübt werden muß, ist ein Verzicht nur unter großen Schwierigkeiten möglich. Es ist mit depressiven Verstimmungen zu rechnen, die Betroffene allein nicht ertragen können. Sie benötigen Unterstützung in Form einer Orientierung und Ermutigung sowie häufige Kontakte, die ihnen über die Entzugsphase hinweghelfen. Insgesamt ist mit ähnlichen physischen und psychischen Qualen zu rechnen, wie sie Alkohol- und Drogenabhängige während des Entzugs vom Suchtmittel ertragen müssen: die Panik vor innerer Leere, die sich ins Unermeßliche zu steigern scheint, wenn Sexsüchtige abstinent werden, sowie die Zweifel, ob ein Leben ohne Suchtmittel, ohne Sex überhaupt vorstellbar ist. Das zwanghafte Ausleben des Suchtverhaltens ist ein unverzichtbar erscheinender Teil der persönlichen Identität geworden.

Starke Schamgefühle halten viele Betroffene davon ab, fachliche Hilfe zu suchen. Wie bei anderen Süchten auch, ist Krankheitseinsicht schwierig und nur zu erreichen, wenn der Betroffene in einen Zustand völliger Verzweiflung geraten ist. Auch hier ist die *Kapitulation* vor der Tatsache, suchtkrank und damit dem Suchtmittel in absoluter Weise ausgeliefert zu sein, der Beginn einer Behandlungsmotivation.

# Beziehungs- oder Liebessucht

In der psychotherapeutischen Praxis treffen wir auf immer mehr Menschen, die Partnerbeziehungen in süchtiger Weise mißbrauchen, um ihre emotionalen Defizite auszugleichen.[1]

Wie sich zeigen wird, hat Beziehungs- oder Liebessucht viele Ähnlichkeiten mit Sexsucht. Das Suchtmittel ist nicht Sex, sondern der Versuch, die inneren Defizite über Liebesgefühle zu bekämpfen. Nicht selten steckt hinter diesem Suchtverhalten emotionaler oder sexueller Mißbrauch.

In der ersten Phase dieser Beziehungen werden kurzfristig positive Gefühle erlebt. Doch schnell wird die Beziehung zerstörerisch, und es entwickelt sich eine Abhängigkeit mit hörigem Charakter. Obwohl die Betroffenen extrem unter dieser Beziehung leiden, sind sie unfähig, sie zu beenden. Dies ist nur möglich, wenn eine neue Beziehung eingegangen und quasi gegen die alte eingetauscht wird. Auch in der neuen Beziehung werden sich die hörigen Verhaltensweisen bald einstellen. Beziehungen dieser Art werden erpresserisch und sind von ständigen Machtkämpfen gekennzeichnet. Exzessiver Suchtmittelkonsum, Gewalttätigkeit, Vergewaltigung, Suiziddrohung oder demonstrative Suizidversuche sind weitere Kennzeichen der Beziehungssucht.

Liebe und Abhängigkeit werden oft verwechselt. Menschen, die sich extrem zu einem Partner hingezogen fühlen, glauben, ihn aus diesem Grunde auch zu lieben. Sie halten ihre Unfähigkeit, sich zu trennen, geradezu für einen Beweis der Liebe in der Partnerschaft. Die Frage «Was lieben Sie denn an Ihrem Part-

[1] Häufig ist der Hintergrund dieser Symptome eine Borderline-Störung. Siehe dazu H.-P. Röhr: «Weg aus dem Chaos. Die Borderline-Persönlichkeit verstehen».

ner/Ihrer Partnerin?», «Was ist an Ihrem Partner für Sie noch liebenswürdig?» – denn zur Liebe gehört doch die Liebens*würdigkeit* – wird mit Erstaunen registriert, und oft kommt die ausweichende Antwort: «Früher war es einmal schön, er/sie hat auch positive Eigenschaften.» Bei genauer Betrachtung bleibt aber wenig Positives übrig, im Gegenteil! Der zerstörerische Charakter der Beziehung führt zum Verfall der Persönlichkeit. Haß, Panik und Aggression scheinen unüberwindlich. Der mörderische Beziehungskampf treibt Menschen nicht selten in den Suizid.

Betrachten wir diese Beziehungsgestaltung in einem größeren Zusammenhang, wird deutlich, daß hier zwei Menschen versuchen, ihre gefühlsmäßigen Probleme und Defizite mittels einer Partnerschaft zu lösen. Ähnlich wie ein Süchtiger mit einer chemischen Substanz versucht, sich an einer tatsächlichen Lösung seiner Probleme vorbeizudrücken, suchen Beziehungssüchtige, ihre Defizite mit einer Partnerschaft zu kompensieren. Die Beziehung wird von den Betroffenen aber nicht als ungeeigneter Lösungsversuch für innere Konflikte und Defizite erkannt. Grundsätzlich suchen sie die Ursache für ihr Elend im (Fehl-)Verhalten des Partners. Die Parallelen zu anderen Suchtkrankheiten sind wiederum sehr deutlich. Dies gilt in erster Linie dafür, daß eine Beziehung zwanghaft aufrechterhalten wird (Kontrollverlust), obwohl objektiv die Nachteile bei weitem überwiegen.

Eine psychotherapeutische Behandlung der Beziehungssucht ist nur möglich, wenn der Patient/die Patientin bereit ist, auf die süchtige Beziehung zu verzichten (abstinent zu werden). Während der stationären Therapie, zum Beispiel einer Suchttherapie, fixieren sich solche Patienten rasch auf ein anderes Gruppenmitglied und sehen dann keine Notwendigkeit der Veränderung. Sie beschäftigen sich mit dieser Beziehung in gleicher Weise wie mit den früheren, und ihre Gedanken drehen sich wiederum fast ausschließlich um die Partnerschaft.

# Selbsthilfe bei sexuellem Mißbrauch

Bei sexuellem Mißbrauch kommt dem Selbsthilfeaspekt große Bedeutung zu. In den letzten Jahren haben sich verschiedene Organisationen gebildet.

Selbsthilfegruppen betreiben Aufklärung und verschaffen den Opfern auf unterschiedliche Weise Gehör. Sie bieten einen Raum, in dem Betroffene offen über ihre traumatischen Erfahrungen sprechen und erleben können, daß sie mit ihrem Trauma nicht allein sind. Frauen wie auch Männer, die sich bereits weiterentwickelt haben, sind Modelle, an denen sich neue Mitglieder orientieren können. Die Mitarbeit in einer Selbsthilfegruppe ist zu empfehlen, allerdings muß die Gruppe sorgfältig geprüft werden.

Es kann vorkommen, daß in Selbsthilfegruppen Männerhaß forciert wird. Von einigen betroffenen Frauen wurde berichtet, daß sie zu lesbischen Praktiken animiert oder überredet wurden. Wenn es darum geht, starke Haßgefühle zu mobilisieren, kann es durchaus eine sinnvolle Phase der Entwicklung darstellen, diese auf alle Männer auszudehnen. Das Ziel ist aber immer die Überwindung solcher Haßgefühle. Radikale Frauengruppen, die mit Sprühdosen und Knüppeln Anschläge auf Pornokinos verüben, machen sich nicht nur strafbar, sondern bleiben letztlich in ihrer Entwicklung stehen. Es geht um die Entwicklung von Liebesfähigkeit und einer befriedigenden Sexualität. Aus fachlicher Sicht kann Selbsthilfe in aller Regel eine psychotherapeutische Behandlung der schweren Symptome nicht ersetzen, in vielen Fällen jedoch sinnvoll ergänzen.

## Informationen über Selbsthilfegruppen

**Deutschland**

Borderline Anonymous
Anonyme Gruppen
Borderliner Interessengemeinschaft e. V.
Postfach 10 01 40
50441 Köln

Mißbrauch im Kindesalter
Anonymous-Gruppen
Incest Survivors Anonymous (I. S. A.)
Postfach 13 10
87713 Mindelheim

Sexsucht (Angehörige)
Anonymous-Gruppen
S-Anon
Kreuzstraße 13
76133 Karlsruhe

Sexsucht
Anonymous-Gruppen
Anonyme Sexaholiker (AS)
Interessengemeinschaft e. V.
Postfach 12 62
76002 Karlsruhe
Tel.: 09 31/66 34 37

Sexsucht/Liebessucht
Anonymous-Gruppen
The Augustine Fellowship –
S. L. A. A.
Deutschland e. V.
Brodersenstraße 85
81929 München

In jeder Stadt existieren Selbsthilfegruppen für Suchtkranke, deren Adressen über die örtlichen Gesundheitsämter zu erfragen sind.

**Österreich**

Adressen von Selbsthilfeorganisationen finden sich in der Broschüre «Österreich sozial», erhältlich bei:

Bundesministerium für Arbeit,
Gesundheit und Soziales
Geigergasse 5–9
1050 Wien
Tel.: 01/54 41 59 73 19

**Schweiz**

Vermittlung von Selbsthilfegruppen durch:

Team Selbsthilfe
Dolderstraße 18
8032 Zürich
Tel.: 01/252 30 36

# Zum Abschluß

Kinder lieben, wie sie sind, können nur Eltern, die selbst reif geworden sind und zu Selbstliebe gefunden haben. Einzig so ist es möglich, daß sie nicht ihre eigenen Probleme zu denen ihrer Kinder werden lassen. Damit sich eine eigene Persönlichkeit entwickeln kann, ist besonders das Vertrauen der Eltern in die Fähigkeit des Kindes, autonom zu werden, von Bedeutung. Ein Kind kann nur *gelassen* werden, wenn es gelassen wurde. Der folgende Text von Khalil Gibran drückt eine denkbar ideale Haltung von Eltern ihren Kindern gegenüber aus, die als Leitbild dienen möge.

*Von den Kindern*

*Und eine Frau, die einen Säugling an der Brust hielt, sagte: Sprich uns von den Kindern.*
*Und er sagte:*
*Eure Kinder sind nicht eure Kinder.*
*Sie sind die Söhne und Töchter der Sehnsucht des Lebens nach sich selber.*
*Sie kommen durch euch, aber nicht von euch,*
*Und obwohl sie mit euch sind, gehören sie euch doch nicht.*
*Ihr dürft ihnen eure Liebe geben, aber nicht eure Gedanken,*
*Denn sie haben ihre eigenen Gedanken.*
*Ihr dürft ihren Körpern ein Haus geben, aber nicht ihren Seelen,*
*Denn ihre Seelen wohnen im Haus von morgen, das ihr nicht besuchen könnt, nicht einmal in euren Träumen.*
*Ihr dürft euch bemühen, wie sie zu sein, aber versucht nicht, sie euch ähnlich zu machen.*

*Denn das Leben verläuft nicht rückwärts, noch verweilt es im Gestern.*
*Ihr seid die Bogen, von denen eure Kinder als lebende Pfeile ausgeschickt werden.*
*Der Schütze sieht das Ziel auf dem Pfad der Unendlichkeit, und Er spannt euch mit Seiner Macht, damit seine Pfeile schnell und weit fliegen.*
*Laßt eure Bogen von der Hand des Schützen auf Freude gerichtet sein;*
*Denn so wie Er den Pfeil liebt, der fliegt, so liebt Er auch den Bogen, der fest ist.*

# Anhang

# Wohin Betroffene sich wenden können

**Beratungsstellen in Deutschland**

Wildwasser Augsburg – Verein gegen sexuelle Gewalt an Mädchen e. V.
86169 Augsburg
(08 21) ISDN 15 44 44

Wildwasser Verein gegen sexuelle Gewalt an Mädchen und Frauen
Schulstraße 8
59192 Bergkamen
(0 23 07) 6 88 88

Wildwasser Berlin e. V.
Friesenstraße 6
10965 Berlin
(0 30) 6 93 91 92

Wildwasser Bielefeld e. V.
Jöllenbecker Straße 57
33613 Bielefeld
(05 21) 17 54 76

Wildwasser Bochum e. V.
Verein gegen sexuelle Gewalt
An den Lothen 7
44892 Bochum
(02 34) 29 76 66

Wildwasser Chemnitz e. V.
Kaßbergstraße 22
09112 Chemnitz
(03 71) ISDN 35 05 34

Wildwasser Darmstadt e. V.
Saalbaustraße 13
64283 Darmstadt
(0 61 51) ISDN 2 88 71

Wildwasser e. V., Verein gegen sexuelle Gewalt an Frauen und Mädchen (03 40) 2 20 69 24
Mariannenstraße 13
06844 Dessau

Wildwasser Verein gegen sexuelle Gewalt an Mädchen e. V. (02 31) 14 88 77
Huckarder Straße 12
44147 Dortmund

Wildwasser Duisburg, Verein gegen sexuellen Mißbrauch (02 03) 34 30 16
Felsenstraße 26
47058 Duisburg

Wildwasser Esslingen e. V. (07 11) 35 55 89
Obertorstraße 32/1
73728 Esslingen

Wildwasser e. V. (07 61) 3 36 45
Adlerstraße 12
79098 Freiburg

Wildwasser Wetterau e. V. (0 60 31) 6 40 00
Hanauer Straße 12
61169 Friedberg

Wildwasser Gießen e. V. (06 41) 7 65 45
Liebig Straße 13
35390 Gießen

Wildwasser Hagen e. V. (0 23 31) 37 10 13
Lange Straße 34a
58089 Hagen

Wildwasser e. V. (03 45) 5 23 00 28
Schleiermacherstraße 39
06114 Halle

Wildwasser Hildesheim e. V. (0 51 21) 3 77 87
Verein gegen sexuellen Mißbrauch an Mädchen
Gelber Stern 20
31134 Hildesheim

Wildwasser Iserlohn e. V. (0 23 71) 2 45 90
Wermingser Straße 26
58636 Iserlohn

Wildwasser BeratungsSt. für (07 21) 85 91 73
Mädchen u. Frauen
Scheffelstraße 53
76135 Karlsruhe

Wildwasser e. V. Köln, Verein gegen sexuelle (02 21) 52 77 40
Gewalt an Mädchen und Frauen
Herwarthstraße 12
50672 Köln

Wildwasser e. V. Notruftelefon (06 21) 62 81 65
Westendstraße 17
67059 Ludwigshafen

Wildwasser Magdeburg, Verein gegen (03 91) 2 51 54 17
sexuelle Gewalt an Mädchen u. Frauen
Lübecker Straße 15
39124 Magdeburg

Wildwasser Marburg, BeratungsSt. für (0 64 21) 1 44 66
sexuell mißbrauchte Frauen u. Mädchen
Barfüßerstraße 30
35037 Marburg

Wildwasser Minden, Verein gegen sexuellen (05 71) 8 76 77
Mißbrauch an Mädchen
Alte Kirchstraße 11
32423 Minden

Wildwasser – Nürnberg, Berufsgruppen gegen sexuellen Mißbrauch von Mädchen e. V. (09 11) 33 13 30
Roritzerstraße 22
90419 Nürnberg

Wildwasser Oldenburg e. V., Verein gegen sexuellen Mißbrauch an Mädchen (04 41) 1 66 56
Kaiserstraße 19
26122 Oldenburg

Wildwasser Uckermark e. V. (0 39 84) 80 55 98
Uckerwiek 810
17291 Prenzlau

Wildwasser e. V. (0 42 61) 25 25
Bahnhofstraße 1
27356 Rotenburg

Wildwasser Kreis Groß-Gerau e. V. (0 61 42) 56 15 53
Haßlocher-Straße 150
65428 Rüsselsheim

Wildwasser Stuttgart e. V., Arbeitsgemeinschaft gegen sexuelle Ausbeutung von Mädchen und Frauen Beratungsstelle (07 11) 85 70 68
Stuttgarter Straße 3
70469 Stuttgart

Wildwasser Wiesbaden e. V. (06 11) 80 86 19
Wallufer Straße 1
65197 Wiesbaden

Wildwasser Worms e. V. (0 62 41) 60 94
Synagogenplatz 1
67547 Worms

Wildwasser Würzburg e. V., Verein gegen sexuellen Mißbrauch an Mädchen und Frauen (09 31) 1 32 87
Neutorstraße 11
97070 Würzburg

**Beratungsstellen in Österreich**

Projektbüro Unterstützung und Betreuung von Opfern familiärer Gewalt
Granatengasse 4/1. Stock
8020 Graz
Telefon: 03 16/97 41 99

Frauen helfen Frauen
Frauenzentrum
Museumstraße 10/i
6020 Innsbruck
Telefon: 05 12/58 09 77

Frauen helfen Frauen
Patriasdorfer Straße 7
9900 Lienz
Telefon: 0 48 52/671 93

Fraueninformationsbüro des Vereins «Frauenhaus im Pinzgau»
Postfach 63
5760 Saalfelden
Telefon: 0 65 82/729 83 oder: 06 63/976 58 75

Frauen gegen sexuelle Ausbeutung von Mädchen
Mariahilferstraße 19–21/I/13
1060 Wien
Telefon: 01/587 10 89

Die Möwe
Verein für psychisch, physisch oder sexuell mißhandelte Kinder
(bzw. Erwachsene, die in ihrer Kindheit mißhandelt wurden)
Meidlinger Hauptstraße 7–9
1120 Wien
Telefon: 01/817 15 15

Promethea
Beratungszentrum für sexuell mißbrauchte und vergewaltigte Frauen
Postfach 317
1066 Wien
Telefon: 06 63/910 35 90

TAMAR
Beratungsstelle für mißhandelte und sexuell mißbrauchte
Frauen und Mädchen
Wexstraße 22/3/1
1200 Wien
Telefon: 01/334 04 37

Verein defendo
Schutz vor Gewalt und Mißbrauch
Mittersteig 9
1040 Wien
Telefon und Fax: 01/587 09 92

**Beratungsstellen in der Schweiz**

Beratungsstelle Triangel
Verein zum Schutz ausgebeuteter Kinder und Jugendlicher
beider Basel
Postfach 527
4005 Basel
Telefon: 061/311 31 00

Beratungsstelle für vergewaltigte Frauen und Mädchen
Rodtmattstraße 45
3014 Bern
Telefon: 031/332 14 14

Beratungsstelle Opferhilfe
Bankplatz 5
8500 Frauenfeld
Telefon: 054/720 55 55

Beratungsstelle «Viva»
für sexuell ausgebeutete Kinder und Jugendliche bis 18 Jahren
Habsburgerstraße 22
6003 Luzern
Telefon: 041/211 00 15

Opferberatungsstelle des Kt. Luzern
für Frauen und weibliche Jugendliche
Frauenzentrale Luzern
Habsburgerstraße 22
6003 Luzern
Telefon: 041/211 00 20

Beratungsstelle Opferhilfe des Kantons St. Gallen
Oberer Graben 3
9000 St. Gallen
Telefon: 071/223 48 77

Fachstelle für Kindesschutz und Opferhilfeberatung, Winterthur
Zeughausstraße 76
8402 Winterthur
Telefon: 052/267 63 62

Beratungsstelle des Mädchenhauses Zürich
Beratungs- und Informationsstelle für Mädchen und junge Frauen
Quellenstraße 25
8005 Zürich
Telefon: 01/341 49 45

Beratungsstelle für männliche Opfer sexueller Gewalt
Hallwylstraße 78
8004 Zürich
Telefon: 01/291 23 80

Castagna
Beratungs- und Informationsstelle für sexuell ausgebeutete Kinder, weibliche Jugendliche und in der Kindheit betroffene Frauen
Universitätsstraße 86
8006 Zürich
Telefon: 044/360 90 40
E-Mail: mail@castagna-zh.ch

Kinderschutzgruppe des Kinderspitals Zürich
Steinwiesstraße 75
8032 Zürich
Telefon: 01/266 76 46
Telefon: 01/444 86 85 (außerhalb der Bürozeiten)

Schlupfhuus
Krisenintervention, telefonische und ambulante Beratung von Kindern und Jugendlichen
Schönbühlstraße 8
8032 Zürich
Telefon: 01/251 06 11
Sorgentelefon: 01/261 21 21

Sexual- und Schwangerschaftsberatung
Opferhilfe-Beratungsstelle der Frauenzentrale
Baarerstraße 11
6300 Zug
Telefon: 041/711 05 55

# Literatur


Bass, E.; Davis, L.: *Trotz allem. Wege zur Selbstheilung für sexuell mißbrauchte Frauen*. Orlanda: Berlin 1990.

Brüder Grimm: *Kinder- und Hausmärchen*. Diederichs: München 1984.

Drewermann, E.: *Tiefenpsychologie und Exegese, Bd. 1, Die Wahrheit der Formen*. Walter: Olten 1984.

Ferenczi, S.: *Sprachverwirrung zwischen dem Erwachsenen und dem Kind*. In: Schriften zur Psychoanalyse, Bd. II. Fischer: Frankfurt a. M. 1972.

Gibran, K.: *Der Prophet*. Walter: Olten 1984.

Hirsch, M.: *Realer Inzest – Psychodynamik des sexuellen Mißbrauchs in der Familie*. Springer: Berlin, dritte Aufl. 1994.

Kernberg, O. F.: Borderline-Störungen und pathologischer Narzißmus, Suhrkamp: Frankfurt a. M. 1978.

Klopstech, A.: *Das Trauma sexuellen Mißbrauchs: Wo Berührung mißhandelt hat und wie Berührung heilen kann*. In: Forum der Bioenergetischen Analyse 2/96.

Krystal, P.: *Die inneren Fesseln sprengen. Befreiung von falschen Sicherheiten*. Walter: Olten 1989.

Mahler, M. S.; Pine, F.; Bergmann, A.: *Die psychische Geburt des Menschen. Symbiose und Individuation*. Fischer: Frankfurt a. M. 1978.

Richter, H. E.: *Eltern, Kind und Neurose*. Klett: Stuttgart 1963.

Röhr, H.-P.: *Die vierte Seite des Suchtdreiecks – über die Bedeutung von Spiritualität und Religiosität in der Therapie*. Fredeburger Hefte Nr. 4 o. Jg.

–: *Weg aus dem Chaos. Die Borderline-Störung verstehen*. Deutscher Taschenbuch Verlag: München 2006.

–: *Das Gleichnis vom verlorenen Sohn – Schuld, Neid und Eifersucht*. Fredeburger Hefte Nr. 1 o. J.

Rohde-Dachser, C.: Das Borderline-Syndrom. Hans Huber: Bern 1989.

Sachsse, U.: *«Blut tut gut». Genese, Psychodynamik und Psychotherapie offener Selbstbeschädigung der Haut*. In: *Hirsch, M.: (Hrsg.) Der eigene Körper als Objekt. Zur Psychodynamik selbstdestruktiven Körperagierens*. Springer: Berlin 1989.

Saller, H.; Saller, R.: *Sexueller Mißbrauch von Kindern. Diagnostische und therapeutische Aspekte*. Pädiatr. Prax. 33:573–580.

Schengold, L.: *Child abuse and deprivation: Soul murder*. J. Am. Psychanal. Assoc. 11:725–751.

Wassmo, H.: *Das Haus mit der blinden Glasveranda*. Aus dem Norwegischen von I. Sack. Droemer Knaur : München 1984.

Wilber, K.: *Das Spektrum des Bewußtseins*. Scherz: Bern 1987.

Wirtz, U.: *Seelenmord. Inzest und Therapie*. Kreuz: Zürich 1989.